Hoffmann

Schritt für Schritt aus der Krise

Für Birgi

Und draußen war ein Tag aus Blau und Grün
mit einem Ruf von Rot an hellen Stellen

Rainer Maria Rilke

Der Autor:
Nicolas Hoffmann, Dr. phil., Studium der Psychologie in Wien und Berlin, Psychologischer Psychotherapeut, Dozententätigkeit u. a. am Lehrinstitut für Verhaltenstherapie e. V., Berlin. Seit über 25 Jahren arbeitet er therapeutisch in freier Praxis in Berlin. Autor mehrerer Fachpublikationen, z. B. zum Thema Zwangserkrankungen und Depression. Letzte Publikationen:

Wenn Zwänge das Leben einengen, PAL Verlag (1998); Zwänge und Depressionen, Springer (1998); Psychotherapie der Depression, Thieme (2000); Wie man wird, was man schon immer sein wollte, Kreuz (2000).

Dr. Nicolas Hoffmann

Schritt für Schritt aus der Krise

Handeln statt durchhängen: Wie Sie in 12 Schritten Ihr Tief überwinden

TRIAS

Leserservice:

Wenn Sie Fragen oder Anregungen zu diesem Buch haben, schreiben Sie uns:
TRIAS Verlag
Postfach 301107
70451 Stuttgart

Anschrift des Autors:
Dr. Nicolas Hoffmann
Orber Str. 18
D-14193 Berlin

Lektorat:
Sibylle Duelli

Umschlaggestaltung:
Cyclus · Visuelle Kommunikation, Stuttgart

Bildnachweis:
Umschlagfotos: Nicola Lazi

Dieses Buch wurde in der neuen deutschen Rechtschreibung verfasst.

Gedruckt auf chlorfrei gebleichtem Papier

Rüdigerstraße 14
D-70469 Stuttgart
Printed in Germany
Satz: Fotosatz H. Buck, Kumhausen
Druck: Gutmann, Talheim

ISBN 3-89373-596-8 1 2 3 4 5 6

Die Deutsche Bibliothek –
CIP-Einheitsaufnahme
Ein Titelsatz für diese Publikation ist bei Der Deutschen Bibliothek erhältlich

Einleitung

Es ist an und für sich keine originelle Idee, ein Buch über Krisen schreiben zu wollen. Dennoch habe ich es getan, weil ich dabei ein bestimmtes Anliegen hatte. Mein Grundgedanke ist der, den Leserinnen und Lesern so viel psychologische Grundlagen zu vermitteln, dass sie dadurch in die Lage versetzt werden, eigene Schwierigkeiten und Probleme zu analysieren und, soweit es möglich ist, zu bewältigen. Die meisten Selbsthilfebücher haben ein Thema, wie Ängste oder Depression, und betroffene Leserinnen erhalten dazu mehr oder weniger konkrete Ratschläge. Mein Versuch läuft darauf hinaus, genau abgestimmtes psychologisches Wissen zu vermitteln, das es erlaubt, mit ganz verschiedenen, krisenhaft zugespitzten Lebenslagen besser umzugehen. Besser umgehen heißt in dem Fall, Grundüberlegungen und Strategien einer wissenschaftlich fundierten Therapie, der Verhaltenstherapie, auf eigene Schwierigkeiten und Probleme zu übertragen – und für die eigene Situation zu nutzen. Das setzt selbstverständlich die Bereitschaft voraus, aktiv mitzuarbeiten. Eine bloß passive Lektüre führt zu keinen befriedigenden Ergebnissen.

Ein paar Bemerkungen zu der Art, wie Sie mit dem Buch arbeiten können. Ich habe den gesamten Prozess der Selbsthilfe in zwölf Schritte aufgeteilt, die aufeinander aufgebaut sind. Das bedeutet aber nicht, dass ein einzelner Schritt nach dem Durcharbeiten einfach abgehakt ist und ad acta gelegt werden kann. Wie Sie sehen werden, bleiben die Themen der einzelnen Teile die ganze Zeit über aktuell. Es kann durchaus sein, dass sie wieder ganz in den Vordergrund treten.

Nicht alles, was ich anspreche, und nicht alle Übungen, die ich Ihnen vorschlage, werden Ihnen gleich nützlich erscheinen. Bei einigen mögen Sie auf den ersten Blick finden, dass es nicht so ganz zu Ihren persönlichen Problemen passt. Das ist nicht schlimm. Suchen Sie sich das aus, was Sie am hilfreichsten finden. Stellen Sie sich Ihre eigenen Selbsthilfe-Maßnahmen aus meinem Text zusammen. Das können Sie ohne weiteres tun, wenn auch die Vorgehensweise, die ich Ihnen vorschlage, sich in vielen Fällen bewährt hat.

Auf einige Fragen, die Sie sich stellen, werden Sie vielleicht keine ganz zufriedenstellende Antwort finden. Das lässt sich nicht vermeiden. Aber hoffentlich finden Sie viele Antworten, die Ihnen wirklich weiterhelfen.

Es gibt keine zeitliche Begrenzung für die einzelnen Etappen. Ich sage also nicht: Ein Schritt pro Tag oder in der Woche. Wählen Sie das Tempo aus, das für Sie am günstigsten ist, und orientieren Sie sich dabei an den Ergebnissen, die Sie erzielen.

Neben der Arbeit allein mit dem Buch, gibt es noch andere Möglichkeiten. So können Sie im Team arbeiten mit jemandem, der Ihnen hilft und als Coach fungiert, wie man heute sagt. Die Person muss keine professionelle Helferin, wie eine Ärztin oder Psychotherapeutin, sein. Es reicht, dass Sie Vertrauen zu ihr haben. Es wäre schön, wenn sie sich bemüht, die Verhaltensmerkmale zu realisieren, die ich auf Seite 132 beschreibe. Der Coach regt an, hilft zu klären, diskutiert mit Ihnen einzelne Inhalte, hilft Ihnen bei den Übungen, führt auch einmal ein Rollenspiel mit Ihnen durch, unterstützt Ihre Fortschritte und hilft Ihnen bei Schwierigkeiten.

Es ist auch möglich, sich gegenseitig zu coachen: Zwei Menschen mit aktuellen Schwierigkeiten helfen einander. Schließlich kann man im kleinen Kreis oder in der Gruppe arbeiten. Die Teilnehmerinnen diskutieren gemeinsam und unterstützen sich gegenseitig. Auch dafür ist eine gute Vertrauensbasis die Voraussetzung.

Ich kann nur hoffen, dass viele von Ihnen das alles ein wenig hilfreich finden werden. Ich meinerseits stehe zu dem, was ich geschrieben habe.

Berlin, im Juli 2000 — Nicolas Hoffmann

Krisen prägen uns und unser Leben

Dass das menschliche Leben nicht ereignislos verläuft, erfahren wir jeden Tag, im Guten wie im weniger Guten. Manche Ereignisse beschäftigen uns nur für einen kurzen Augenblick und werden dann durch andere abgelöst. Sie stellen einen Moment »gelebtes Leben« dar und hinterlassen keine erfahrbaren Spuren in uns.

Andere Ereignisse prägen sich zumindest in unser Gedächtnis ein und wir erinnern uns später an Momente des Glücks oder des Erfolges, aber auch an konkrete Augenblicke, bei denen uns eine schreckliche Angst oder eine tiefe Trauer überfielen. Ein Mensch, dem wir vielleicht nur ein einziges Mal kurz begegnet sind, bleibt unvergessen durch die Art, wie er uns angeschaut hat. Von einem anderen bleibt eine einzige Bemerkung haften, die wir so abstoßend fanden, dass uns heute noch Ekel und Abscheu packen, wenn wir uns daran erinnern. Aber unser Leben gerät dadurch nicht ins Wanken, wir behalten solche Momente in Erinnerung als prägnante Erlebnisse, aber mehr passiert nicht.

Manche Ereignisse hingegen erweisen sich als so bedeutsam und folgenschwer, dass sie in der psychologischen Forschung als kritische Lebensereignisse bezeichnet werden. Diese Episoden oder Entwicklungen, sind zu einem beträchtlichen Teil mitverantwortlich, dass wir uns in einer bestimmten Richtung verändern. Sie reichen von »persönlichen Katastrophen«, wie den Tod eines geliebten Menschen oder einer eigenen schweren Erkrankung, bis hin zu Ereignissen, die auf den ersten Blick unscheinbare Alltagsvorkommnisse darstellen, die aber, wie sich im Nachhinein herausstellt, doch eine sehr starke Wirkung ausgeübt haben.

Was kritische Lebensereignisse kennzeichnet

Kritische Lebensereignisse, wenn sie diese Bezeichnung verdienen, weisen eine Reihe von Eigenarten auf, auf die ich kurz eingehen möchte:

- Sie bringen eine Veränderung der Lebenssituation mit sich. Wenn es auch schwer ist vorherzusagen, wie die Dinge sich entwickeln werden, so wissen wir doch genau im Anschluss an bestimmte Ereignisse: Egal wie es weitergeht, es wird nicht mehr so sein, wie es war.

- Sie stören ein Gleichgewicht. Der Zustand vor ihrem Eintreffen war meist dadurch gekennzeichnet, dass wir uns auf irgendeine Weise mit der Welt arrangiert hatten. Auch wenn bei diesem Arrangement unsere Wünsche und Bedürfnisse nicht immer zufriedenstellend zum Tragen kamen, die Lage war zumindest erträglich. Nach kritischen Ereignissen ist unsere Situation aber eine andere. Das vorherige Gleichgewicht ist gestört, und es wird etwas Neues entstehen.

- Diese Störung ist für uns erlebbar und manifestiert sich durch starke Gefühle. Die wichtigsten sind Unsicherheit, das Gefühl der Bedrohung, Zweifel bis hin zur Angst, Wut oder Niedergeschlagenheit. Kritische Lebensereignisse sind stressreich. Sie versetzen uns zeitweise in einen inneren Aufruhr, einen Ausnahmezustand, der viele gewohnte Abläufe stört.

- Auf die Art gefordert, müssen wir so schnell wie möglich uns innerlich wie äußerlich an die neue Lage anpassen. Nur so gelingt es uns einigermaßen, wieder ein Gefühl der Sicherheit und der Zuversicht gegenüber der Zukunft herzustellen. Wir sollten auch, so gut es geht, unsere Lage so in den Griff bekommen, dass wir nicht zu viele Nachteile erleiden, ja dass wir sogar unter Umständen unsere Situation verbessern können.

- Dazu ist es allerdings erforderlich, dass wir unsere Situation beobachten, annehmen, analysieren und verstehen. Wir müssen uns umorganisieren und neue Wege entdecken, um die Lage zu meistern. Dabei ist es oft notwendig, umzulernen, dazuzulernen, sich anzustrengen und oft genug auch zu verzichten.

Die Entwicklungspsychologie ist der Teil der Psychologie, der sich mit dem Werden der Menschen beschäftigt. Die moderne Sichtweise geht nicht mehr davon aus, dass wir uns lediglich in der ersten Phase unseres Lebens, etwa vom Säugling bis zum Erwachsenen, entwickeln. Veränderungsprozesse halten ein Leben lang an. Kritische Lebensereignisse, und vor allem durch sie ausgelöste Lebenskrisen, spielen daher als Motor von Entwicklungsschüben eine ganz zentrale Rolle.

Doch nun zum Begriff der Lebenskrise.

Wodurch Lebenskrisen entstehen

In vertrauten Situationen sind Menschen in der Lage, relativ gut angepasst auf die jeweiligen Anforderungen zu reagieren, die an sie gestellt werden. Ihre jeweils besondere Art, mit den täglichen Problemen umzugehen, hat sich einigermaßen bewährt und wird auch in Zukunft ausreichend erfolgreich sein. Darauf vertrauen sie. Wenn sich dieser ausgewogene Zustand durch schwierige Ereignisse stark verändert, so entsteht eine innere Unordnung. Eine Umorganisation wird unentbehrlich und es herrscht Handlungsbedarf. Gelingt sie einigermaßen schnell und ist weitgehend erfolgreich, so wird man nicht davon ausgehen müssen, dass jemand in eine Krise geraten ist.

Von einer Lebenskrise sprechen wir dann, wenn jemand bestimmte Ereignisse über einen längeren Zeitraum nicht sinnvoll bearbeiten und bewältigen kann. Der Verlust des seelischen Gleichgewichtes, der kurzfristig auf jedes wichtige Lebensereignis folgt, überschreitet hier ein kritisches Ausmaß an Dauer und Intensität. Der Betroffene »sitzt erst einmal fest«.

Eine solche Lebenskrise ist noch keine seelische Erkrankung, aber sie trägt die Gefahr einer ernsthaften Krankheitsentwicklung in sich. Wie Sie diese Entwicklungen erkennen, werde ich im darauffolgenden Kapitel schildern.

Wie solche Entgleisungen vermieden werden können und wie es darüber hinaus sogar möglich ist, Krisen zum Anlass von neuen positiven Entwicklungen zu machen, werde ich im Hauptteil dieses Buches beschreiben.

Lebenskrisen lassen sich sinnvoll in zwei Kategorien einteilen

- Es gibt traumatische Krisen, die durch Krankheit, plötzliche Invalidität, Tod eines Nahestehenden, Trennung, Kündigung und dergleichen bedingt sind.
- Es gibt Krisen, die auftreten können im Zusammenhang mit Lebensveränderungen wie dem Verlassen des Elternhauses, Heirat, Geburt, Umzug o. Ä.

Lebensänderungskrisen gehören gleichsam zum »normalen« Lebensablauf und eine Vorbereitung darauf ist relativ gut möglich, während traumatische Krisen meist überraschend kommen.

Check

Befinden Sie sich in der Krise? Überprüfen Sie Ihre Situation

	Ja	Nein
Die folgenden Fragen geben Ihnen genaue Anhaltspunkte, um Ihre momentane Lebenssituation besser einschätzen zu können.		
• Hat es in den letzten 6 Monaten Ereignisse oder Entwicklungen in Ihrem Leben gegeben, die zu einem deutlich spürbaren Verlust an Lebensqualität und -freude geführt haben?		
Dazu zählen z. B. Verluste, etwa durch Tod oder Trennung, oder ein Prestigeverlust, wie z. B. eine schwere Kränkung. Aber auch vermehrte unerfreuliche Auseinandersetzungen in einer Partnerschaft oder Mobbing am Arbeitsplatz können solche Ereignisse darstellen. Auch Überforderungen		

	Ja	Nein
jeglicher Art, z. B. durch eigene Krankheit oder die eines Angehörigen oder aber durch die Übernahme eines neuen Arbeitsplatzes, können sich ähnlich auswirken.		
● Haben Sie das deutliche Gefühl: So wie es jetzt ist, darf es nicht weitergehen?		
● Spüren Sie eine starke Unsicherheit bezüglich der Zukunft? Können Sie sich einen wirklich befriedigenden Zustand nur schwer vorstellen, oder wenn doch, haben Sie starke Zweifel, ob Sie ihn je erreichen können?		
● Ist Ihre Stimmung insgesamt schlechter geworden? Verspüren Sie einen schnellen Wechsel von Stimmungen? Treten bei Ihnen vermehrt negative Gefühle auf, wie Trauer, Angst, Ärger, Bitterkeit, Neid usw.?		
● Fühlen Sie sich insgesamt zögerlich und unsicher?		
● Sind Sie unentschlossen, wenn es darum geht, etwas zu planen und es auszuführen? Fühlen Sie sich manchmal sogar richtiggehend entmutigt bei dem Gedanken, wichtige Veränderungen zustande zu bringen? Haben Sie keinen klaren Plan, kein Konzept dafür oder wechseln diese ständig?		
● Wechseln sich bei Ihnen Phasen der hektischen Aktivität ab mit solchen der Müdigkeit bis hin zu Erschöpfung?		
● Verspüren Sie eine zunehmende Tendenz, über Ihre Lage nachzugrübeln und sie zu bedauern, statt zu handeln?		
● Fühlen Sie sich immer stärker auf sich selber zurückgeworfen, damit einhergehend: Verlieren		

	Ja	Nein
Sie Ihr Interesse an anderen Menschen und anderen Dingen?		
• Vermeiden Sie soziale Kontakte, weil es Ihnen zu viel wird und zu viel Kraft kostet? Klammern Sie sich stattdessen an einen oder wenige andere Menschen, bei denen Sie die Möglichkeit sehen, Ihr Leid zu klagen und Trost zu suchen?		
• Leiden Sie vermehrt an innerer Unruhe, Nervosität, Schlaflosigkeit, Appetitlosigkeit und ähnlichen körperlichen Beschwerden, die Sie früher nicht gekannt haben?		
• Hat Ihr Nikotin-, Alkohol- oder Tablettenkonsum in letzter Zeit zugenommen? Essen Sie öfter zu viel und unkontrolliert?		

Sie haben die meisten Fragen mit »Ja« beantwortet? Dann gibt es starke Hinweise, dass Sie sich augenblicklich in einer Krise befinden.

Auch wenn Sie anhand dieser Fragen zu diesem Schluss gekommen sind, so ist das kein Grund, die Flinte ins Korn zu werfen. Im Gegenteil: Lebenskrisen an sich sind nicht krankhaft, aber sie sind ernst zu nehmen, weil sie zu sehr problematischen Entwicklungen führen können. Die wichtigsten, die es um jeden Preis zu vermeiden gilt, will ich nun schildern.

Die Konsequenzen von Lebenskrisen: Von der Notwendigkeit, aktiv zu werden

Ein Beispiel: Frau Fichte allein zu Haus

Zwischen Frau Fichte, 45, und ihrem Mann, 49, war es zu keiner Zeit zu großen oder gar zu dramatischen Auseinandersetzungen gekommen. Vom Charakter und von der Lebensauffassung her waren sie seit eh und je recht verschieden gewesen. Das musste sie rückblickend zugeben. Ihr Mann war vor allem ein Verstandesmensch, dem die eigene Karriere das Wichtigste war. Ihr widmete er die meiste Zeit und fast seine ganze Energie. Aber hatte er deswegen je die Familie vernachlässigt? Das konnte Frau Fichte nun wirklich nicht sagen. Er fuhr halt oft von Berlin nach Frankfurt – am Main, wie Sie sich denken können – und ging dort wichtigen Geschäften nach. Doch eines fiel Frau Fichte im Lauf der Jahre auf. Seine Erzählungen wurden immer kürzer und sie stellte ihm immer weniger Fragen dazu. Auf die Art verlor sie weitgehend den Einblick in diesen Teil seines Lebens. Die Geschäftsreisen kamen ja auch der ganzen Familie zugute, bezog sie doch daraus ihr äußerst bequemes Auskommen. Das Haus und den Garten hielt sie gut in Schuss. Darauf konnte sich ihr Mann verlassen. Der Sohn, eher einer der stilleren Art, bot wenig Anlass zur Sorge und auch wenig Gesprächsstoff für das Elternpaar. So lebten beide immer wortloser nebeneinander, wenn er nicht wieder in Frankfurt war.

Doch dann plötzlich traf sie eine Nachricht doch stärker, als sie es vermutet hätte. Herr Fichte eröffnete ihr, dass er eine Wohnung in Frankfurt gemietet hätte, vorerst für zwei Jahre, weil ein Kollege überraschend nach Übersee abberufen worden war. Es sei eine einmalige Gelegenheit gewesen, die er nicht hätte ausschlagen dürfen. Sie könne sich die Wohnung ja einmal ansehen, sagte er, und sah sie dabei von der Seite an, so als traue er ihrer

Reaktion nicht ganz. Nicht nötig, sagte sie zu schnell: Hauptsache, es wird alles bequemer für dich, und sie wechselten das Thema.

Über die Wohnung in Frankfurt hat es nie eine Aussprache gegeben, worüber denn auch, obwohl Herr Fichte nun noch häufiger von zu Hause abwesend war. Aber das ist vielleicht nicht ganz korrekt ausgedrückt: Er hatte ja nun ein zweites Zuhause. Dort wo seine Geschäfte ihn so oft und so lange festhielten.

Frau Fichte fing unmerklich an, die Zügel im Haushalt schleifen zu lassen. Nicht, dass sie ihre Pflichten direkt vernachlässigt hätte, aber sie verspürte immer weniger Ehrgeiz und Lust, sich darüber Gedanken zu machen, wie sie ihr aller Zuhause immer attraktiver gestalten könnte. Das mag auch mit ihrer Gesundheit in Zusammenhang gestanden haben. Sie litt immer öfter unter Kopfschmerzen, die anfallartig auftraten und sie für Stunden, später für Tage lahm legten. Am Anfang vermutete sie als Ursache eine gewisse Wetterfühligkeit, die schon ihrer Mutter schwer zu schaffen gemacht hatte. Sie fühlte sich überhaupt öfter schlapp, ja geradezu lustlos, doch sie machte sich am Anfang keine große Sorgen darüber. Man kann nicht immer in Hochform sein, dachte sie. So verging ein halbes Jahr, keine sehr gute Zeit, wie sie feststellen musste. Der Mann gab sich wie immer, wenn er da war, und erzählte dies und jenes, und Frau Fichte erwiderte einiges dazu. Der Sohn schwieg meistens. Er hatte sich endgültig für ein Physik-Studium entschieden und musste aus Numerus-Clausus-Gründen für zwei Semester an die Universität Magdeburg. Das schien alles in allem sehr vernünftig und durchaus durchführbar, so hatte Frau Fichte zu denken. Das Zimmer des Sohnes am Studiumsort richtete sie liebevoll ein. Meist würde er am Wochenende nach Berlin kommen. Dann wäre die Familie wieder ganz vereint, wenn die Geschäfte des Hausherrn es zuließen.

Nicht dass sie Grund zum Klagen gehabt hätte, wenn sie allein in dem großen Haus auf und ab ging. Doch dabei spürte sie immer häufiger zuerst ein ungutes Gefühl in der Herzgegend, dann manchmal ein Zusammenkrampfen und schließlich, an einem Samstag, als sie wider Erwarten doch allein war, geradezu ein Herzrasen. Dann kam, wie eine Explosion, ein Angstanfall, der sie schüttelte und erbeben ließ. Er dauerte nahezu eine Viertelstunde. Frau Fichte hatte sich in eine Ecke verkrochen und wartete auf den Tod. Danach war sie schweißgebadet und bis ins Mark erschrocken. Was war das gewesen? Das musste doch mehr sein als das »nervöse Herz«, über das sie ihre Mutter so oft hatte klagen hören. Sie versuchte ihren Mann anzurufen, doch er war nicht erreichbar. Der Sohn in Magdeburg war erreichbar, wo hätte er auch sein sollen, doch er sagte nicht viel, jedenfalls zu wenig für sie.

Frau Fichte versuchte das alles so schnell wie möglich zu vergessen, hatte sie doch ständig allerhand zu erledigen. Man wollte schließlich auf der nützlichen Seite des Lebens stehen und Pflichten waren allemal wichtiger als endlose Grübeleien, die dann doch zu nichts führen. Doch sie hatte sich einen Arzttermin geben lassen, bei einem Herzspezialisten, dem sie den Vorfall schilderte und der sie danach fragend ansah. Er unterzog sie an den darauffolgenden Tagen einer Reihe von Untersuchungen und kam zu dem Schluss: »Es ist nichts, Sie sind kerngesund. Treiben Sie ein wenig Sport und kommen Sie in drei Monaten wieder, vorher nicht, es ist nicht nötig.«

Frau Fichte fühlte sich zuerst etwas erleichtert, dann aber doch nicht ganz, denn neulich, an der Kasse vom Supermarkt, in der Warteschlange, hatten sich eine zunehmende Unruhe und ein deutliches Herzklopfen eingestellt. Doch dann war sie an der Reihe, war abgelenkt und nichts weiter geschah. Solche Vorfälle wiederholten sich an den darauffolgenden Tagen mehrmals, doch sie traute sich nicht mehr zum Arzt, aus Angst davor, für hysterisch gehalten zu werden. Dem Mann erzählte sie vorsichtig etwas von leichten Beschwerden und der sagte irgendetwas dazu.

Dann, an einem Wochenende, das sie allein zu verbringen hatte, traten zwei Anfälle auf, einer am Samstag, und ein noch entsetzlicherer am Sonntag. Bei dem musste sie eine Nachbarin alarmieren und die rief die Feuerwehr. Frau Fichte wurde auf die Intensivstation einer Klinik gebracht. Man behielt sie ein paar Stunden zur Beobachtung, machte diverse Untersuchungen, fand nichts und entließ sie mit ein paar gut gemeinten Ratschlägen. Doch Frau Fichte erholte sich davon nicht mehr ganz. Sie konnte danach einfach nicht mehr so tun, als sei nichts geschehen. Dafür waren die Panikanfälle zu stark gewesen. Sie fing an, ständig auf irgendwelche erste Anzeichen zu achten. Sie registrierte misstrauisch jede körperliche Regung, die ihr nicht normal vorkam und bekam richtig gehend Angst vor der Angst. Dann vermied sie es, sich weit von dem Haus zu entfernen, wenn sie allein war, weil sie sich daheim noch am sichersten fühlte. Wenn der Mann oder der Sohn oder gar beide zu Hause waren, fühlte sie sich ganz wohl. Dann war alles fast wieder wie in alten Zeiten. Doch wenn die beiden wieder für ein paar Tage weggehen sollten, wurde sie wieder unruhig und hätte am liebsten gesagt: »Bleibt doch hier, ich flehe euch an. Ich habe solche Angst.« Doch sie sagte kein Wort.

Die Unsicherheit wuchs, ihr Aktionsradius um das Haus herum wurde immer kleiner, bis sie nur noch in der Lage war, die allernötigsten Besorgungen im engsten Umkreis zu tätigen.

Nun bin ich richtig krank, musste sie sich eingestehen. Herr Fichte, dem schließlich doch etwas aufgefallen war, bat um Aufklärung, konnte aber nicht viel mit dem anfangen, was sie ihm zögerlich und fast mit schlechtem Gewissen erzählte. Er empfahl einen Spezialisten für Frauenleiden und war sogar bereit, dessen zusätzliche Honorarforderungen privat zu begleichen. Das tat er dann auch, mehrmals hintereinander, aber sonst tat sich nicht viel. Frau Fichtes seelischer Zustand verschlechterte sich zusehends. Zur Angst kamen Schuldgefühle, Niedergeschlagenheit, oft heftige Weinanfälle und große Sorgen vor der Zukunft. Wie sollte das alles werden? Leider nicht so gut, sollte das alles werden.

Von der Krise zur seelischen Erkrankung

Kritische Ereignisse bringen, wie wir gesehen haben, unser Leben aus dem Gleichgewicht. Sind die negativen Bedingungen, die sie bewirken, beträchtlich, so kann daraus eine Lebenskrise werden. Sie verlangt von uns, dass wir aktiv werden und uns an die neue Lage anpassen.

Geschieht das nur unzureichend, so kann eine negative Entwicklung einsetzen, die zu einer der typischen seelischen Erkrankungen führt. Wissenschaftliche Untersuchungen haben gezeigt, welche Lebensereignisse uns in besonderem Maße erschüttern und zu gravierenden Beeinträchtigungen führen können, aber nicht müssen.

Die wichtigsten sind:

- Steigerung von Partnerschaftsstreitigkeiten
- Trennung von einem Partner
- Beginn einer neuen Arbeit
- Veränderung der Arbeitsbedingungen
- Schwere persönliche Krankheit
- Tod eines engen Familienmitgliedes oder einer anderen wichtigen Person
- Schwere Krankheit eines Familienmitgliedes oder einer anderen wichtigen Person
- Auszug eines Familienmitgliedes

- Große Sorgen um ein Kind
- Finanzielle Probleme
- Arbeitslosigkeit
- Beruflicher Abstieg
- Scheidung
- Pensionierung

Anhand der Geschichte von Frau Fichte konnten wir feststellen, dass zwei kritische Ereignisse eine zentrale Rolle bei der Entstehung der Krise und schließlich ihrer Angst- und Panikattacken gespielt haben. Einmal die Tatsache, dass der Ehemann endgültig, aus beruflichen Gründen, wie er versicherte, eine teilweise räumliche Trennung herbeigeführt hatte und andererseits der Auszug des Sohnes, um zu studieren.

Aber durch diese Veränderungen allein ist der weitere negative Verlauf nicht ausreichend erklärbar. Wir müssen zwei wichtige Momente hinzuziehen, um ihn verstehen zu können.

▶ **Da ist einmal die subjektive Bedeutung, die diese Ereignisse für Frau Fichte hatten.** Ohne es sich am Anfang richtig einzugestehen, interpretierte sie vor allem das Verhalten des Mannes als Abkehr von ihr. Sie fühlte sich zur Seite geschoben, nicht mehr als ständige Lebenspartnerin gebraucht, in die Ecke gestellt. Sie war zu keinem Zeitpunkt in der Lage, mit ihrem Mann darüber zu reden oder sich einem anderen Menschen anzuvertrauen. Sie versuchte stattdessen lange Zeit »die Starke« zu spielen. Teilweise kamen auch Zweifel darüber, ob Herr Fichte ihr die ganze Wahrheit gesagt hatte, aber solche Gedanken schob sie erst recht zur Seite.

Auch bezüglich ihres Sohnes hatte sie ähnliche Empfindungen, wenn auch in viel geringerem Maße: »Ich habe meine besten Jahre für ihn geopfert, auf meinen Beruf verzichtet, und nun werde ich nicht mehr gebraucht. Höchstens noch am Wochenende, um ihn zu bekochen und um seine Wäsche zu waschen.« Gedanken der Enttäuschung, der Verbitterung und der eigenen Wertlosigkeit waren also die schwerwiegendsten Auslöser. Sie lagen ihrer inneren Krise zu Grunde und steigerten sie, bis sie in eine seelische Erkrankung umschlug.

Ein zweites Moment ist noch entscheidender. Frau Fichte versuchte alles zu überspielen, ja geradezu zu verdrängen. Sie bedauerte das alles sehr und litt darunter, aber sie unternahm nichts. Angesichts von Ereignissen, die zu einer Krise geführt haben, passiv zu verharren: Das ist die entscheidende Bedingung dafür, dass seelische Störungen sich entwickeln können. Bei Frau Fichte war es erst eine Angsterkrankung und schließlich eine Depression. Doch die gravierendsten kritischen Lebensereignisse müssen nicht unbedingt zu einer seelischen Störung führen, sie stellen aber Risikofaktoren dar.

Bei Frau Fichtes Beispiel sind die kritischen Ereignisse in ihrer Wirkung auf sie noch relativ gut nachvollziehbar. Aber auch Begebenheiten, die für die meisten Menschen relativ unbedeutend sind, können bei jemand anderem zu einer schweren Krise führen. Das wird erst verständlich auf dem Hintergrund seiner Persönlichkeit und seiner Lebensgeschichte.

Ein Beispiel:

Eine 32-jährige Ingenieurin, Single, erkrankte an einer Depression, die im Zusammenhang mit allgemeiner Arbeitsüberlastung und einer überraschenden Aussage einer Kollegin entstand.

Zu der Vorgeschichte: Die Patientin übernahm im Laufe ihrer Berufsjahre freiwillig immer mehr die Organisation der Firma. Sie war außerordentlich streng, perfektionistisch und stellte an sich und die anderen die höchsten Ansprüche. Bei Nichterfüllung wurden die gleichrangigen Kollegen energisch zur Rede gestellt. Andererseits half sie, wo sie nur konnte, und wer sie kannte, beschrieb sie als »starke Frau«. Nach einer äußerst anstrengenden und wenig zufrieden stellenden Woche (»Es war wieder so wenig geschafft und die anderen zogen nicht richtig mit«) sagte eine Kollegin erstaunt zu der Patientin, als diese sich für fünf Minuten hingesetzt hatte: »Du zeigst ja richtig menschliche Züge.« Danach war die Patientin völlig entsetzt und verwirrt. Sie blieb starr sitzen und dachte: »Warum sagt die das? Bin ich denn kein Mensch? Wer bin ich? Wie sehen mich denn die anderen?« Sie geriet in eine tiefe Krise und spürte eine heftige Enttäuschung und eine ohnmächtige Wut. Dennoch sah sie sich außerstande etwas zu unternehmen. Die Krise dauerte mehrere Wochen. Dann wurde sie endgültig krank. Zusätzlich kam ein lähmendes Gefühl der Trauer hinzu: »Alles brach innerlich zusammen«, berichtete sie später.

Wenn Lebenskrisen nicht bewältigt werden: Häufige seelische Erkrankungen im Anschluss an Krisen

Werden gravierende Lebensereignisse nicht bewältigt, können sich daraus schwerwiegende seelische Erkrankungen entwickeln: Die wichtigsten Störungen, die so entstehen können, sind folgende:

Angsterkrankungen

Angst ist ein normales und notwendiges Gefühl, das bei allen Menschen auftritt. Im Kern handelt es sich dabei um eine sinnvolle, dem Überleben dienliche Alarmreaktion, die zum Ziel hat, den Körper auf schnelles Handeln vorzubereiten. Angstzustände werden dann als Krankheit bezeichnet, wenn sie zu stark und zu häufig auftreten und so lange anhalten, dass sie die Betroffenen stark belasten, starkes Leiden verursachen und sie von wichtigen und notwendigen Aktivitäten abhalten.

Bei Frau Fichte haben wir gesehen, dass Angst sich bis zu Panikanfällen steigern kann, die schwere seelische Erschütterungen auslösen, und die die Betroffenen aufs Tiefste verunsichern. Im Vorfeld der Entstehung von Angsterkrankungen lassen sich immer wieder belastende Lebensereignisse oder Entwicklungen feststellen, die in eine Krise geführt haben, welche nicht zufrieden stellend bewältigt wurde.

Posttraumatische Belastungsstörungen

Posttraumatische Belastungsstörungen treten auf nach traumatischen Ereignissen oder Katastrophen, die im allgemeinen außerhalb unserer üblichen menschlichen Erfahrungen liegen, z.B. nach einer Vergewaltigung, einer Naturkatastrophe oder anderen schwersten negativen Erlebnissen.

Zu den charakteristischen Symptomen gehören:

- sich aufdrängende schmerzliche Erinnerungen an das Ereignis
- belastende Träume oder Alpträume
- Ängste und Vermeidung von allem, was an das Trauma erinnert
- die Unfähigkeit, sich zu entspannen
- Schlafstörungen
- Konzentrations- und Gedächtnisschwierigkeiten

Oft geht die Symptomatik einher mit erheblichem Interesseverlust an zuvor ausgeübten Tätigkeiten und die Betroffenen fühlen sich manchmal auch den anderen und der Welt um sie herum entfremdet.

Depressionen

Die häufigsten Beschwerden bei Depressionen sind:

- Traurigkeit
- Niedergeschlagenheit
- Energiemangel, Verminderung des Antriebs
- schwere Zweifel an der eigenen Person und an der eigenen Leistungsfähigkeit
- Gefühle der Wertlosigkeit
- Hoffnungslosigkeit und Sinnlosigkeit

Daneben treten folgende Zustände auf:

- Angstzustände
- Unruhe
- Gereiztheit
- Konzentrationsschwierigkeiten
- Schlafstörungen usw.

Die depressiven Zustände können für die Betroffenen so belastend sein und die Ausweglosigkeit, die sie empfinden, so groß, dass sie Suizidgedanken haben, die in einigen Fällen wirklich zu Suizidversuchen führen. Von einer Depression spricht man dann, wenn die oben geschilderten Symptome einen gewissen Schweregrad erreichen und unvermindert mindestens zwei Wochen anhalten.

Abhängigkeiten und Süchte

Bei einer Verschlechterung der Lebenssituation, die nicht bewältigt wird, kann der Wunsch entstehen, Trost, eine Verbesserung der Befindlichkeit und Ablenkung zu suchen. Dann kann es zur vermehrten Einnahme von Alkohol, Medikamenten oder gar zum Griff zu Rauschmitteln kommen. Auch das gewohnte Essverhalten kann sich verändern bis hin zu richtiggehenden Essanfällen. Dabei können schwerwiegende körperliche und seelische Komplikationen entstehen oder es kommt zu einer Abhängigkeit, bei der das Bedürfnis die entsprechende Substanz einzunehmen, geradezu zur Sucht wird. Dann wird dieser Sucht alles andere im Leben untergeordnet. Der Versuch, sich daraus zu befreien, kann zu gravierenden körperlichen oder seelischen Entzugserscheinungen führen.

Lesern und Leserinnen, die von solchen seelischen Erkrankungen betroffen sind (oder von noch gravierenderen, wie Psychosen), rate ich dringend, den Kontakt zu einem Arzt oder einer nichtärztlichen Psychotherapeutin herzustellen, den Zustand zu schildern und um Rat zu bitten. Es kann eine Indikation für eine Psychotherapie gegeben sein, die dann auf diesem Weg eingeleitet werden kann. Teilweise kann es notwendig sein, spezielle Medikamente einzunehmen. Seelische Krankheiten sind heute weitgehend enttabuisiert. Es ist in keiner Weise eine Schande, dafür Hilfe in Anspruch zu nehmen. Sie sollten auf keinen Fall versuchen, solche Zustände allein mit meinen weiteren Empfehlungen beheben zu wollen.

Die Krise aktiv bewältigen – mit dem 12-Schritte-Programm

Nun möchte ich meine Vorschläge erläutern, die Menschen dabei helfen sollen, aus einer persönlichen Krise herauszufinden. Ich wiederhole: sie sind in keiner Weise als »Allheilmittel« gegen alle nur denkbaren seelischen Zustände und Erkrankungen gedacht. In dem sehr sensiblen Bereich psychischer Nöte und Schwierigkeiten kann man nicht umsichtig und vorsichtig genug sein. Vor allem deswegen, weil gerade hier viele Scharlatane und größenwahnsinnige Halbgebildete schamlos ihre Heilsbotschaften verkünden. Deswegen möchte ich es zu Anfang nicht versäumen, in aller Kürze und recht vereinfacht, auf einige Prinzipien einzugehen, die an der Basis meiner Empfehlungen liegen.

Realismus statt Schönfärberei

Hier möchte ich mit einem persönlichen Erlebnis beginnen.

Eines Tages suchte mich eine 35-jährige Frau auf. Sie war schwer depressiv und am Rande des Suizids. Ihr Mann war vor einem Jahr bei einem Autounfall tödlich verunglückt. Sie hatten eine gute Ehe geführt, und die Trauer im Anschluss an seinen Tod war sehr tief. Sie meinte aber, endgültig in die Verzweiflung habe sie Folgendes gestürzt: Sie suchte nach dem Unfall verständlicherweise Hilfe und Trost, und das in kurzen Abständen bei ihrem Frauenarzt, bei einer befreundeten Psychotherapeutin und bei einem Seelsorger. Alle drei hätten ihr, mit leichten Abwandlungen, das Gleiche vermittelt, und daher müsse es ja wohl richtig sein: Der Autounfall sei selbstverständlich kein Zufall gewesen. In irgendeiner Form habe ihr Mann gespürt, dass seine Zeit in diesem Leben abgelaufen sei. Er sei nun auf dem Weg, eine neue Existenzform aufzusuchen. Also kein großes Drama. Die entscheidende Aufgabe, die sie nun zu lösen hätte, wäre es, herauszufinden, welchen Sinn das alles für sie und ihre dreijährige Tochter habe.

Die Ansicht, ihr Mann habe ja zweifelsfrei den Unfall »gewählt«, weil es Zeit war, in eine neue Daseinsform zu schlüpfen, verwirrte die Frau sehr. Warum gerade jetzt? Warum so früh? War er nicht glücklich mit uns? (Auch nach der ICE-Katastrophe von Eschede konnte man allenthalben derlei verlogenes Zeug hören: Die Menschen, die umgekommen sind, seien zu dem Zeitpunkt im Zug gewesen, weil sie in eine »andere Existenzform« treten wollten. Dafür müssten die Angehörigen doch Verständnis haben.)

Am meisten aber ängstigte sie die von den drei Beratern angeforderte Pflicht, darin einen Sinn sehen zu müssen, eine Botschaft herauszulösen, die sie für sich und – was noch erschwerend hinzukam – für ihr Kind auf der Stelle umzusetzen hatte. Sie vermochte das nicht. Immer wieder tauchte der Gedanke auf: Ein Betrunkener hat doch den Unfall verschuldet. Das ist schrecklich, aber vielleicht ist das die Erklärung. Sie bekam dann jedesmal neben dem Schmerz auch noch ein schlechtes Gewissen, weil sie so oberflächlich dachte und offensichtlich der Situation nicht gewachsen war.

Ich erzählte ihr, dass eine Bekannte von mir von einem herabstürzenden Balkon erschlagen worden war. Ich meinte weiter, ich sei damals auch sehr verwirrt gewesen und hätte mir die Frage gestellt: Warum gerade sie, warum gerade so? Schließlich hätte ich mich mangels weiterführender Informationen zu dem Standpunkt durchgerungen: Weil sie sich gerade zu dem Zeitpunkt unter den herunterfallenden Steinplatten befand. Meine Besucherin wirkte sehr erleichtert, stellte dann etwas ungläubig fest: »Dass Sie noch so denken können.«

Noch so denken! Haben wir inzwischen ein Anrecht darauf, dass alles, was sich auf diesem Planeten ereignet, für uns einen weltübergreifenden, größeren Sinn hat, und zwar einen positiven, uns fördernden, wie für unsere Belange maßgeschneidert? Muss jede Katastrophe einen einzigartigen Wert haben? Hat jeder Unfall, jede Krankheit eine geheime Botschaft, die, wenn wir sie nur lesen können, eindeutig ist und positiv auslegbar allemal?

▶ Eine Haltung, die dazu neigt, Krisen nicht nur zu bagatellisieren, sondern geradezu zu idealisieren, ist nicht nur falsch, sondern kann geradezu gefährlich sein.

- Zum Ersten: Lebenskrisen können der Ausgangspunkt für schwere seelische Störungen sein. Das wird in der psychologischen Forschung anhand von vielen Untersuchungen belegt.

- Zweitens: Eine innere Einstellung, die jede Krise automatisch zu einer »Lebenschance« umfunktioniert, kann aus folgendem Grund gefährlich sein: Der ideologische Zwang, über alles und zu jedem Zeitpunkt »positiv zu denken«, verhindert oft die mühseligen Anstrengungen, die notwendig sind, um die innere und die äußere Lage wieder unter Kontrolle zu bringen: Warum soll ich mich anstrengen, es wird ja doch automatisch alles gut! Aber nur um den Preis einer oft mühsamen Umorganisation seiner Verhältnisse kann der Mensch sich unter Umständen wirklich eine bessere Lebenschance schaffen. In den Schoß fällt sie ihm nicht automatisch, das muss leider gesagt werden.

Bewältigen statt durchhängen

Menschliches Leben ist ständigen Veränderungen unterworfen, negative Ereignisse sind unabwendbar und Anlässe für Stress allgegenwärtig. In der Psychologie der letzten Jahrzehnte hat sich dazu eine Art Perspektivenwechsel eingestellt: Das Augenmerk richtet sich nicht mehr bloß auf die negativen Ereignisse, denen Menschen unterworfen sind, sondern in besonderem Maße auf die Möglichkeiten, die sie haben damit umzugehen und sie zu bewältigen. Bleibt jemand bloß auf die negativen Auswirkungen seiner veränderten Lebenssituation fixiert, bedauert er das Schmerzhafte daran, trauert er der Vergangenheit nach oder versucht er, »mit der Brechstange« alles auf einen Schlag zu verändern, so realisiert er eine höchst unwirksame Form von Krisenmanagement. Wenn er ganz passiv bleibt und gar nichts unternimmt, dann nutzen sich seine Kräfte immer mehr ab und seine seelische Situation droht sich zu verschlechtern.

Die hier dargelegten Vorschläge zur Krisenbewältigung sollen dabei helfen, Passivität, Entmutigung und Verzagtheit, aber auch unkontrollierte Impulsivität, zu überwinden und die eigene Lebenssituation wieder unter Kontrolle zu bringen, basierend auf den Arbeiten über die psychologische Bewältigungsforschung und auf eigenen therapeutischen Erfahrungen. Aber noch einmal:

▶ Mit Bewältigung ist also ein nach innen und nach außen gerichteter Arbeitsprozess gemeint, der keineswegs ohne ein Mindestmaß an Anstrengung ablaufen kann.

Pragmatisch und schrittweise

Die Vorgehensweise, die ich empfehle, ist eine differenzierte, bei der die einzelnen Elemente wie Stufen aufeinander aufbauen. Menschen sind vielschichtige Wesen. Sie nehmen Informationen über ihre Umwelt, vor allem über ihre soziale Umgebung, auf und verarbeiten sie zu Regeln, die ihr Handeln leiten. Die erfolgreichen speichern sie, um bei zukünftigen Anlässen schnell und wirksam handeln zu können. Sie werden dabei geleitet von ihren Wünschen und Zielen, aber auch von Normen und Idealen, denen sie sich verpflichtet fühlen. Begleitet wird das alles von Stimmungen und Gefühlen, die sie unter Umständen fast ganz beherrschen können und dann zu wichtigen Leitlinien ihres Handelns werden.

Soll jemand fähig werden, sich in einer schwierigen Situation, wie einer Krise, angemessen und wirkungsvoll im Sinne seiner Ziele zu verhalten, so müssen die verschiedenen menschlichen Ebenen wie Gefühle, Gedanken und Handlungen berücksichtigt werden. Das setzt ein differenziertes schrittweises Vorgehen voraus, das auf den ersten Blick vielleicht etwas aufwendiger erscheint als sonst übliche Hauruck-Rezepte.

Ich werde nun die einzelnen Schritte beschreiben.

Ich beginne bei jedem Schritt mit der seelischen Ausgangslage, an der Sie ansetzen. Nicht alles davon wird auf Sie zutreffen, aber im Großen und Ganzen werden Sie vieles wiedererkennen. Vieles von dem, was ich dann empfehle, wird Ihnen unmittelbar einleuchten und hilfreich erscheinen, bei anderen Vorschlägen sind Sie vielleicht etwas skeptisch. Je nach Ihrer persönlichen Problemlage wird Ihnen das eine oder andere nützlicher vorkommen. Das ist völlig in Ordnung. Suchen Sie sich das aus, was Sie am besten brauchen können.

Erster Schritt: Eine Auszeit nehmen und die eigene Befindlichkeit akzeptieren

Ausgangslage: In Ihrem Leben ist in der letzten Zeit einiges schief gelaufen und viele der Fragen auf Seite 14 ff. mussten Sie mit »Ja« beantworten. Ob Sie Ihre jetzige Lage als Lebenskrise bezeichnen oder nicht, ist nicht so wichtig. Ihr innerer Zustand ist zumindest außergewöhnlich und das in einem nicht erfreulichen Sinne. Im schlimmsten Fall haben Sie vielleicht den Eindruck, in Ihnen herrsche ein einziges Chaos, das außer Kontrolle zu geraten droht. Versuchen wir doch gemeinsam, etwas Ordnung in den Wirrwarr zu bringen, den Sie erleben.

Bestandsaufnahme

Beginnen wir doch mit Ihrem **körperlichen Befinden**.
Wie sehr wird Ihre aktuelle Befindlichkeit durch folgende Zustände geprägt?

	Stark	mittel	fast gar nicht
Müdigkeit	☐	☐	☐
Innere Unruhe	☐	☐	☐
Entspannung	☐	☐	☐
Erschöpfung	☐	☐	☐
Energielosigkeit	☐	☐	☐
Verspannung	☐	☐	☐
Druckgefühl	☐	☐	☐
Schmerzen	☐	☐	☐

Stimmungen und Gefühle
Stimmungen bilden sozusagen den atmosphärischen Hintergrund unseres Erlebens. Sie sind meist von längerer Dauer als Gefühlsregungen, die sich direkt auf Personen oder auf Situationen beziehen. Stimmungen hingegen sind eine Art Barometer unserer inneren Lage.

Wie sehr treffen die folgenden Zustände auf Ihre aktuelle Stimmung zu?

	Stark	mittel	fast gar nicht
Niedergeschlagenheit	☐	☐	☐
Heiterkeit	☐	☐	☐
Gereiztheit	☐	☐	☐
Schwermut	☐	☐	☐

Verdrossenheit	☐	☐	☐
Gleichgültigkeit	☐	☐	☐
Verbitterung	☐	☐	☐
Apathie	☐	☐	☐

Vielleicht bemerken Sie in letzter Zeit, dass Ihre Gefühle intensiver geworden sind, als es sonst der Fall ist. Manchmal erleben Sie eine Art »Gefühlsverklumpung«, bei der es Ihnen schwer fällt, die einzelnen Anteile auseinander zu halten.

Wir wollen nun gemeinsam versuchen festzuhalten, wie sehr die folgenden Gefühle auf Ihre aktuelle Lage zutreffen:

	Stark	mittel	fast gar nicht
Liebe	☐	☐	☐
Hoffnung	☐	☐	☐
Hass	☐	☐	☐
Zufriedenheit	☐	☐	☐
Mitgefühl	☐	☐	☐
Angst	☐	☐	☐
Glück	☐	☐	☐
Scham	☐	☐	☐
Trauer	☐	☐	☐
Stolz	☐	☐	☐
Überraschung	☐	☐	☐
Müdigkeit, Leere	☐	☐	☐
Erleichterung, Entspanntheit	☐	☐	☐

Neid	☐	☐	☐
Anspannung, Unruhe	☐	☐	☐
Freude	☐	☐	☐
Verachtung	☐	☐	☐
Ekel	☐	☐	☐
Schuldgefühl	☐	☐	☐
Niedergeschlagenheit	☐	☐	☐
Lustgefühl	☐	☐	☐
Eifersucht	☐	☐	☐
Ärger, Wut	☐	☐	☐
Einsamkeitsgefühl	☐	☐	☐

Gedanken und Grübeleien
Manchmal haben Sie richtiggehend den Eindruck, dass eine Art »Gedankenkarussell« in Ihrem Kopf abläuft. Manche, meist unerfreuliche Gedanken wie »Niemand braucht mich mehr« oder »Das schaffe ich nicht« kehren immer wieder, verdüstern Ihre Stimmung oder lösen starke Gefühlsregungen aus. Dann kommt es wieder zu Gedankenketten, die sich um bestimmte, meist schmerzhafte Themen drehen. Man bezeichnet sie als Grübeleien. Auch diese neigen dazu, immer wieder zu kommen und belasten Sie sehr, ohne dass Sie dabei das Gefühl hätten, in der Sache weiterzukommen.

Häufig wiederkehrende Gedanken bei mir sind:

....

....

Grübeleien drehen sich bei mir um folgende Themen:

....

....

Sie haben bisher eine Art Bestandsaufnahme über Ihre Befindlichkeit gemacht. Dabei ist Ihnen sicher manches deutlich geworden, das nicht erfreulich, ja ausgesprochen schmerzlich ist. Vielleicht fühlen Sie sich abwechselnd wie aufgewühlt, dann wieder wie leer, d.h. ohne jegliches Gefühl. Oft wechseln sich auch eine große innere Unruhe und ein Gefühl der Lähmung ab. Sie verspüren manchmal geradezu den Drang, etwas zu unternehmen, um »alles« zu ändern, aber das verpufft sehr schnell und mündet in Ratlosigkeit und Resignation.

Aber wir wollen nicht übersehen, dass Sie trotz Ihrer Sorgen und Probleme sich manchmal noch relativ wohlfühlen, dass Ihnen manches gut gelingt und dass Sie sich bei bestimmten Aktivitäten richtig entspannen können.

Solche Momente waren in letzter Zeit:

....

....

Welche Zielsetzungen sind in einem solchen oder einem ähnlichen Zustand angemessen und wie können Sie sie realisieren?

Gewinnen Sie erst mal Abstand

Diese erste Empfehlung mag auf den ersten Blick paradox erscheinen. Ihre persönliche Lage hat sich in irgendeiner Form zugespitzt, Ihre Gefühle sind in Aufruhr und tausend Gedanken gehen Ihnen durch den Kopf. Es erscheint Ihnen dringend geboten zu handeln – und ich meine, Sie sollten erst mal von alledem Abstand nehmen. Eine Auszeit nehmen bedeutet, dass Sie sich so gut es geht von den Tagesgeschäften abwenden, um sich Zeit für sich selber zu nehmen und für ganz einfache Dinge.

Es bedeutet aber auch, dass Sie sich möglichst wenig mit Ihren aktuellen Sorgen, d. h. mit den krisenauslösenden Momenten befassen. Das wird Ihnen sicherlich nicht ganz gelingen, aber das ist nicht schlimm. Hauptsache, es gelingt Ihnen im Ansatz.

Wichtig ist, dass Sie sich erst mal sich selber zuwenden.

▶ Wie lässt sich eine solche Auszeit konkret realisieren?

Befreien Sie sich für ein paar Tage, etwa ein bis drei, wenn möglich von allen Terminen und Verpflichtungen, vielleicht können Sie Urlaub nehmen oder Ihre Arbeit auf ein Minimum reduzieren. Wenn Sie mit einem Partner oder mit der Familie zusammenleben, wird es nicht leicht sein, sich zurückzuziehen, aber es sollte doch möglich sein, sich mindestens für ein paar Stunden am Tag »freizumachen«, um sich ganz der eigenen Person widmen zu können. Das Entscheidende aber ist, dass Sie sich so wenig wie möglich mit dem Gedanken herumquälen, dass Sie Ihre Probleme sofort lösen müssen.

Vorerst stehen andere Ziele im Vordergrund.

Nehmen Sie Ihren jetzigen Zustand an, so gut es geht

Sie haben bei Ihrer seelischen Bestandsaufnahme vieles auffinden können, das in Widerspruch steht zu Ihren Erwartungen an einen starken Menschen, der mitten im Leben steht, seine Situation unter Kontrolle hat und Hindernisse aus dem Weg zu räumen vermag.

Stattdessen sind Sie auf jemanden gestoßen, der unsicher und zögerlich ist, ja vielleicht ratlos. Auf einen, der leidet, von starken Gefühlen und negativen Gedanken teilweise beherrscht wird – und dieser Jemand sind Sie.

An der Stelle lauert eine ganz große Gefahr. Sie können sich jetzt sozusagen in den Rücken fallen und dafür verurteilen, dass Sie sich »so schwach« vorkommen und geradezu – bösartig ausgedrückt – »eine jämmerliche Figur« abgeben.

Doch dadurch würden Sie Ihre Lage nur verschlimmern. Gehen Sie mit sich selber um wie mit einer lieben Freundin, die in eine schwierige Situation geraten ist und nun sehr darunter leidet. Sie kämen nicht auf den Gedanken, über sie herzufallen und zu ihr zu sagen: »So wie du jetzt bist, mag ich dich nicht!«

Stattdessen würden Sie empathisch reagieren, d.h. Sie wären bemüht, ein genaues, einfühlendes Verständnis für ihre Situation zu entwickeln und ihr dieses mitzuteilen. Sie hätten dabei das Ziel, ihre innere Notlage nicht noch durch einen lieblosen Umgang zu vergrößern, sondern ihr dabei zu helfen, ihre aktuelle Situation erst einmal anzunehmen. Denn nur wenn ihr das gelingt, kann sie zur Ruhe kommen, Kräfte sammeln, um dann, wenn sie sich genügend beruhigt und erholt hat, aktiv an einer Veränderung ihrer Situation zu arbeiten.

▶ Sie sollten erst recht bemüht sein, auf die Art mit sich selbst umzugehen.

Wie jeder andere Mensch sind auch Sie unvollkommen und daher entschuldbar. Wenn Sie in Not geraten sind und sich in einer Krise befinden, die Sie nicht auf Anhieb lösen können, so soll keiner über Sie die Nase rümpfen, erst gar nicht Sie selber. Wie kann Ihnen das gelingen?

Distanzieren Sie sich zuerst von überzogenen und unrealistischen Ansprüchen an die eigene Person

Im Laufe unseres Lebens, vor allem in der Kindheit und in der Jugend, sind wir immer wieder, in der Familie und in Institutionen wie der Schule, mit den Ansprüchen anderer (Eltern, Lehrer, usw.) an uns konfrontiert worden. Wir mussten sie ernst nehmen und versuchten, ihnen gerecht zu werden, allein schon deswegen, weil sie uns als Leitlinien für unser weiteres Handeln dienen sollten und angeblich »nur zu unserem Besten« waren. So haben viele von uns Ansprüche an sich selber ausgebildet. Die meisten fangen an mit »Ich muss«, »Ich sollte«, »Ich darf auf keinen Fall«, »Es muss mir gelingen« usw.

Bezogen auf die Situation der Krise sind das dann Sätze wie:

- Ich muss unbedingt meine Gefühle unter Kontrolle halten.
- Ich darf mich nicht gehen lassen.
- Ich muss stark und jeder Lebenslage gewachsen sein.

- Wo ein Wille ist, ist auch ein Weg.
- Ich muss Schwierigkeiten gleich anpacken und sie bewältigen.
- Für jedes Problem gibt es eine Lösung.
- Sich nur keine Blöße geben, was würden dann die anderen denken?
- Ich darf nicht in Selbstmitleid verfallen.
- Ich muss mich an die Kandare nehmen.

▶ Horchen Sie jetzt in sich hinein und überprüfen Sie, ob Sie solche Forderungen an sich selbst stellen. Wenn ja, erleben Sie sie jetzt als hilfreich? Geben Sie Ihnen Halt und stärken Ihr Selbstvertrauen? Oder finden Sie, dass sie an Ihren Gefühlen vorbeigehen, weil Ihnen eigentlich nach etwas anderem zumute ist? Fühlen Sie sich überhaupt in der Lage, solche großartigen Ansprüche zu erfüllen?

Wenn das nicht der Fall ist, so sollten Sie unter keinen Umständen daraus folgern, dass Sie schwach sind und versagt haben. Und das vor allem aus zwei Gründen:

- Einmal sind solche Ansprüche so allgemein formuliert und undifferenziert, dass wir sie in der Psychotherapie geradezu als »irrational« bezeichnen. Es sind ihrem Wesen nach »Sprüche«, Kommissparolen, die der Vielschichtigkeit menschlicher Reaktionen in keiner Weise gerecht werden. Denken Sie also bloß nicht, die Vernunft und der menschliche Anstand würden es verlangen, auf die Art zu funktionieren.

- Zweitens: Solche Regeln verlangen von Ihnen, dass Sie sich über alles, was in Ihnen vorgeht, hinwegsetzen, vielleicht »irgendeine Aktion« starten und dann zur Tagesordnung übergehen. Das wäre aber das Falscheste, das Sie in Ihrer aktuellen Situation tun könnten. Sie würden auf die Art nichts verstehen, nichts wirklich lösen und vor allem nichts für die Zukunft lernen. Wir wollen gemeinsam einen anderen Weg einschlagen.

Versuchen Sie erst mal Ihre Gefühle und Gedanken auszuhalten

Wenn jemand mit starken unangenehmen Gefühlen und Gedanken konfrontiert ist, so neigt er dazu, sich erst mal davor zu schützen, um nicht davon »überflutet« zu werden. Zu dem Zweck setzen bald Mechanismen ein, die eine deutliche Abwehrfunktion haben. Der erste ist eine Art Schockreaktion. Kurze Zeit berichten Betroffene dann, sie fühlten und dächten »überhaupt nichts«. Das ist so, weil sämtliche seelischen Energien von der Auseinandersetzung mit den schmerzhaften Ereignissen abgezogen wurden.

Wenn ein Ausweichen vor der Wirklichkeit nicht mehr möglich ist, werden sehr schnell als weiterer Schutz andere Abwehrmechanismen aktiviert. Aber solche Abwehrmechanismen sind nicht gleichzusetzen mit den Mitteln zur Bewältigung einer Krise, über die wir später berichten werden. Bei einer bloßen Abwehr wird die reale Situation noch immer nicht ganz zur Kenntnis genommen, bei unserer Vorgehensweise wird sie analysiert und Schritt für Schritt verändert. Bei der üblichen Abwehr hingegen, handelt es sich um »Strategien« wie:

- Verdrängen: Alles, was eine schwierige Situation betrifft, wird so gut es geht aus dem Bewusstsein ausgewiesen.

- Bagatellisieren: Es scheint alles nur so schlimm auf den ersten Blick, in Wirklichkeit ist nicht viel passiert.

- Entwerten: Hat z.B. jemand uns verlassen, so konzentrieren wir uns ganz auf seine schlechten Eigenschaften, damit der Verlust nicht so gravierend erscheint.

- Allmachtsphantasien: Ich brauche es nur wirklich zu wollen, dann werden sich die Dinge schon so einrichten, wie ich es will. In Wirklichkeit kann mir gar nichts Schlimmes passieren.

- Ablenken: Flucht vor der Wirklichkeit in Phantasiewelten oder in einen zwanghaften Aktionismus: Man schmiedet die grandiosesten Pläne oder man ist ständig auf Achse. Man haut sich die Nächte um die Ohren oder flüchtet sich in die Arbeit. Auch Fresserei sowie Alkohol oder andere Formen von Missbrauch gehören dazu.

- Falsch verstandenes »positives Denken«: In Wirklichkeit ist eine Krise ein Zeichen dafür, dass sich nun große Dinge ereignen werden. Es *muss* danach alles besser werden.

All das sind Mittel, die dazu dienen sollen, Gedanken und Gefühle von uns fernzuhalten, die wir glauben nicht aushalten zu können.

Ich dagegen empfehle in einer schwierigen Lebenssituation zu sich zu stehen und den eigenen inneren Zustand anzunehmen. Das beinhaltet aber auch, dass Sie sich nicht zu sehr in allerlei Verdrängungs- und Ablenkungsmanöver stürzen.

▶ Sagen Sie sich: Ja, so und so ist die Situation und so und so empfinde ich dabei. Sie werden es aushalten und vor allem, es führt letztlich doch kein Weg an der Wahrheit vorbei.

Keine zusätzliche innere Unruhe, kein weiterer Kräfteverschleiß
Viele Menschen in der Krise beklagen sich darüber, dass sie ständig grübeln müssen. Grübeln verursacht eine beträchtliche Unruhe, die bei allen möglichen Tätigkeiten stört und sie nachts nicht schlafen lässt.

Die häufigsten Themen ihrer eigenen Grübeleien haben Sie festgehalten (s. Seite 35). Sie drehen sich zumeist um die Ereignisse, die die Krise ausgelöst haben, über vermeintliches eigenes Versagen (»Was habe ich falsch gemacht? Wie hätte ich das verhindern können?«) und über die »Schlechtigkeit« anderer Menschen (»Wie konnte er bloß?«). Daneben kann alles Mögliche »hochkommen«, wie z.B. ähnliche Situationen aus der Vergangenheit, der Gedanke »alles zu schmeißen«, Rachephantasien usw.

Nun muss ich kurz etwas zu den wichtigsten Merkmalen zwanghafter Grübeleien sagen. Bei Grübeleien kommt es ständig zu Gedanken, ohne wirklichen Wert und ohne Bezug zum Handeln. Sie erreichen nie ein Stadium, in dem sie den Betroffenen das Gefühl der Sicherheit über einen bestimmten Sachverhalt geben könnten. Sie drehen sich um viele Dinge, um Belastendes in der Vergangenheit, um gefürchtete Katastrophen in der Zukunft, um die eigene Unzulänglichkeit, aber eines vermögen sie nicht: Ein so klares und deutliches Bild der Gegenwart zu vermitteln, das einen in die Lage versetzen würde zu handeln.

▶ Denken Sie also nicht, dass Sie bei Grübeleien an der Lösung Ihrer Probleme arbeiten und dass Sie sie deshalb nicht unterbrechen dürfen. Dem ist nicht so.

Ich habe Ihnen zwar empfohlen, Ihren inneren Zustand anzunehmen und nicht davor die Flucht zu ergreifen, doch nutzlose Grübeleien sollten Sie unterbrechen. Grübeln ist das Gegenteil von Nachdenken und Probleme lösen. Wir werden es in den nächsten Schritten ersetzen durch ein angemessenes Vorgehen, wie Analysieren, Planen und Handeln.

▶ Doch vorerst: Wie können Sie Kontrolle über Grübeleien gewinnen? Ich will Ihnen an dieser Stelle ein erstes Hilfsmittel nennen:

Wenn Sie sich bei so etwas ertappen, dann gehen Sie ganz energisch vor und sagen Sie sich innerlich ganz fest: Stopp! Halt! Nicht schon wieder!!! Das ist nicht das Thema. Ich habe genug mit meinen jetzigen Sorgen und Problemen zu tun.

Wenn Sie auf die Art entschlossen vorgehen, werden Sie nach einiger Zeit merken, dass es immer besser funktioniert. Auf die Art können Sie sich den Kopf weitgehend freihalten von irrelevanten und Unruhe stiftenden Störgedanken.

Kein unausgegorenes Handeln

Einer Krise geht häufig eine Art Scheitern im weitesten Sinne voraus: Jemand, an dem Ihnen viel liegt, hat Sie verlassen; Sie haben ein berufliches Projekt realisieren wollen und hatten dabei keinen Erfolg. In Ihrer Partnerschaft häufen sich Schwierigkeiten und Auseinandersetzungen und die Atmosphäre ist dadurch wie vergiftet. Ein gesundheitliches Problem bedroht Sie dermaßen, dass Ihnen die ganze Zukunft düster und unsicher vorkommt. In solchen Fällen verspüren Betroffene oft eine diffuse Unruhe und eine Art Drang zu Handeln: Es *muss* doch möglich sein, gleich etwas zu unternehmen, das die Lage wiederherstellt.

Diesem Drang unreflektiert und impulsiv nachzugeben, birgt gleich mehrere Gefahren.

- In einem Zustand von Gefühlsaufwallung und großer innerer Unruhe greift man, wenn man handeln will, oft genug leider zu drastischen Mitteln, die nach dem Alles-oder-nichts-Prinzip funktionieren sollen: Mit einem Schlag soll die Lage gewendet werden. Es kommt dann zu unreflektierten Aktionen, die nicht mehr ausreichend mit der Gesamtsituation koordiniert sind. So könnten Sie bei beruflichen Schwierigkeiten auf den Gedanken kommen: Ich gehe jetzt gleich zu meinem Chef, setze ihm die Pistole auf die Brust und drohe: »Wenn Sie nicht auf der Stelle einlenken, schmeiße ich alles hin. Meine Kündigung habe ich gleich mitgebracht.«

Solche undifferenzierte Aktionen führen in den seltensten Fällen zum Erfolg. Oft verschlimmern sie nur die Situation und damit die Krise.

- Oft werden bei impulsiven Situationen aus einem Krisengefühl heraus Zeichen von Müdigkeit oder gar Erschöpfung ignoriert. Man fängt dann etwas an, unter großem Druck, aber der verpufft dann ganz schnell, teils weil die Aktion schlecht durchdacht und vorbereitet war, teils aber auch einfach aus Energiemangel.

Darum spricht alles dafür, in einer schwierigen und komplizierten Lage erst recht neben Grübeleien auch den Drang, gleich etwas tun zu müssen, unter Kontrolle zu halten. Wir werden stattdessen bemüht sein, schrittweise vorzugehen.

Übung

Die Auszeit: Ein paar ganz einfache Stunden, möglichst Tage

Es wäre unsinnig, von Ihnen zu fordern, Sie sollten erst ruhig und gelassen werden, bevor Sie etwas unternehmen. Doch Sie können, wie wir gesehen haben, ein paar Fallen vermeiden, die Ihre Unruhe nur steigern würden, bis Sie eventuell an den Rand der Erschöpfung gelangen. Wir haben dabei vieles beschrieben, was Sie besser vermeiden sollten.

Aber was sollten Sie während Ihrer Auszeit, bei der Sie sich sich selber zuwenden (z.B. bei Ihrer Bestandsaufnahme), denn wirklich hauptsächlich tun?

Am besten, Sie nehmen sich nichts Großes vor und beschäftigen sich mit ganz einfachen Dingen. Der amerikanische Psychologe Abraham Maslow hat die vielfältigen Bedürfnisse, die Menschen haben, geordnet und ist so von grundlegenden zu immer komplexeren Bedürfnissen gelangt.

- Die **elementarsten Bedürfnisse** sind die, die den unmittelbaren Erhalt des Menschen als Lebewesen zum Ziel haben, wie Hunger und Durst, aber auch das Bedürfnis nach Ruhe.
- Dann folgt unmittelbar ein **Bedürfnis nach Sicherheit und Geborgenheit.** Menschen fühlen sich am sichersten in einer Umgebung, die ein großes Ausmaß an Stabilität und Ordnung aufweist.
- Dann folgt das **Bedürfnis nach Zuwendung und Zuneigung.**

Meine Empfehlung ist es, sich während Ihrer Auszeit mit den relativ einfachen Dingen des Lebens abzugeben und auf Ihre ganz elementaren Bedürfnisse einzugehen.

- Schaffen Sie sich zuerst ein möglichst großes Maß an Entlastung.
- Sagen Sie Verpflichtungen, die Sie emotional belasten würden, möglichst ab.
- Stellen Sie einen, am besten am Abend für den nächsten Tag oder jeweils für die nächsten Stunden, möglichst einfachen Zeitplan auf.

- Gehen Sie spazieren, lesen Sie, hören Sie Musik.
- Suchen Sie Orte auf, wo Sie sich geborgen und sicher fühlen oder machen Sie es sich zu Hause so gemütlich wie es nur geht.
- Suchen Sie einfache Gespräche mit Menschen, bei denen Sie sich wohl fühlen und führen Sie möglichst keine Problemgespräche.
- Akzeptieren Sie Ihre Befindlichkeit so wie sie ist, und machen Sie sich keine Vorwürfe, verlangen Sie nicht zu viel von sich.
- Reißen Sie keine Brücken hinter sich ab und verbauen Sie sich nichts.
- Kommen Sie ein wenig zur Ruhe und sammeln Sie Ihre Kräfte. Sie werden sie noch brauchen.

Ihre persönliche Zusammenfassung

....

....

Zweiter Schritt: Die Krise besser verstehen

Ausgangslage: Im Rahmen Ihrer mehr oder weniger langen Auszeit, je nach Ihren Möglichkeiten, haben sich innere Unruhe, Gefühlsstürme und »Gedankenkarussell« vielleicht ein bisschen beruhigt. Nun werden Sie in einem zweiten Schritt lernen, sich »über die Schulter zu schauen«, d.h. Ihre eigene Situation aus einer gewissen Distanz heraus zu betrachten.

Wir haben oft erfahren, dass wir anderen ganz gut Ratschläge geben können, aber in eigenen Angelegenheiten oft geradezu ratlos sind. Das ist deshalb so, weil wir die Probleme anderer objektiver betrachten, ja geradezu analysieren können.

Objektiv sein bedeutet erst einmal, dass wir weniger emotionsgeladen herangehen können. Wenn wir selber »drinstecken«, werden wir von allerlei Störungen behindert. Wir haben unsere »blinde Flecken« und übersehen manche Aspekte, weil wir in unserem Denken und Beurteilen festgefahren sind. Selbstvorwürfe oder übermäßige Ansprüche engen uns ein und wir unterliegen einem Handlungsdrang, der nur Unruhe schafft. Oder wir bleiben an einem Detail kleben, kommen nicht weiter, sind schnell frustriert und geben auf.

Da hilft nur der Versuch, erst einmal die eigene Lage wie aus der Vogelperspektive zu betrachten. Denn: Bevor man etwas verändern will, etwas abschaffen oder neu schaffen möchte, ist es unentbehrlich, das, worum es geht, erst einmal zu verstehen.

Dabei bezieht sich Verstehen darauf, dass wir die Zusammenhänge zwischen unseren Reaktionen und bestimmten Ereignissen in unserem Leben begreifen. Wir müssen auch begreifen, warum wir in bestimmten Situationen so und nicht anders reagieren, denn wir tun dies ja auf dem Hintergrund unserer Gesamtpersönlichkeit und unserer Lebensgeschichte.

Diese Arbeit wollen wir nun gemeinsam in Angriff nehmen. Zuerst will ich, anhand eines Beispiels, verdeutlichen, was gemeint ist.

Ein Beispiel: Frau Wagner und der Ruhestand

Frau Wagner, 56, fühlt sich seit ungefähr sechs Wochen lustlos. Sie entwickelt kaum Initiativen, um Neues auf die Beine zu stellen, ist gereizt und wird sehr schnell müde. Manchmal verkriecht sie sich geradezu und weint auch einmal, »ohne Grund«, wie sie meint. Dann ist sie wieder ärgerlich, weiß aber nicht so recht auf wen, denn es hat ihr ja niemand etwas getan. Es läge nur an ihr, für ihren Mann und sich selbst ein schönes neues Leben aufzubauen. Er hat ja seinen Teil dazu beigetragen. Tatkräftig wie immer. Aber sie selbst ist ziemlich ratlos und enttäuscht von sich.

Um Frau Wagners Krise besser zu verstehen, müssen wir erst einmal untersuchen, ob es in letzter Zeit, vor allem vor dem Ausbruch ihres Unwohlseins, wichtige Veränderungen in ihrem Leben gab (sog. kritische Lebensereignisse). Wir müssen vor allem prüfen, ob wir eventuelle Ereignisse mit der eben beschriebenen Befindlichkeit in einen psychologisch sinnvollen Zusammenhang bringen können.
In der Tat gab es zwei beträchtliche Veränderungen, die zwar mit ihrem Einverständnis, aber im Endeffekt von ihrem Mann beschlossen worden waren. Einmal hatte er das Unternehmen, einen Großhandel in der Lebensmittelbranche, aufgegeben. Dort hatten sie in den letzten Jahren zusammen praktisch sieben Tage in der Woche gearbeitet. Dabei war sowohl in geschäftlichen Dingen als auch privat der Mann derjenige, der den Ton angab. In Frau Wagners Augen galt er als unfehlbar, so dass sie kaum jemals sein Urteil in Frage stellte. Sie war stolz, ihn im Geschäft und durch ihre Haushaltsführung unterstützen zu dürfen und wurde, wie sie meinte, reichlich dafür entlohnt. Mit seiner Dankbarkeit und Anerkennung vor allem, aber auch mit materiellen Dingen wie Schmuck und schönen Kleidern. Der Bekanntenkreis des Paares war sehr eingeschränkt. Zu keinem Zeitpunkt verfügte Frau Wagner über so etwas wie eine Privatsphäre. Der Mann hatte auch beschlossen, ihr großes Haus zu verkaufen, das sie nach der Geschäftsaufgabe nicht mehr bräuchten und hatte eine Eigentumswohnung gekauft.
Nun sollten beide ein sorgenfreies Leben führen können, meinte er, doch für Frau Wagner kam es erst einmal anders.
Auf dem Hintergrund dieser Informationen über wichtige Lebensereignisse können wir Frau Wagners »Durchhängen« schon besser verstehen. Die festgelegte innere

und äußere Ordnung, in der sie sich durchaus wohl fühlte, war durch die Ereignisse beträchtlich gestört worden. Das hatte vor allem dazu geführt, dass die meisten ihrer Aktivitäten, die Arbeit in der Firma und im Haus, praktisch von einem Tag zum andern nicht mehr gefragt waren. Hobbys oder einen Eigenbereich, der hätte anstelle treten können, hatte sie nicht. Die neue Wohnung, die bald bezogen werden sollte, lehnte sie innerlich ab, weil sie dem Haus nachtrauerte, ohne es sich zuzugestehen. So fühlte sie sich leer und »unterfordert«.

Hinzu kommt ein anderer, ganz entscheidender Umstand. Der größte Teil der Kommunikation mit ihrem Mann lief über betriebliche Angelegenheiten, da beide praktisch sieben Tage in der Woche im Dienst waren. Nun wussten beide plötzlich nicht mehr so recht, worüber sie reden sollten, und Frau Wagner hatte das Gefühl, zu nichts mehr nütze zu sein. Musste unter diesen Umständen ihr Mann sich nicht allmählich von ihr abwenden? fragte sie sich ängstlich.

Die Veränderungen im Leben von Frau Wagner würden die meisten Außenstehenden sicher nicht für Katastrophen halten, eher für das Gegenteil. Frau Wagner aber hat sie anders erlebt. Noch besser verstehen wir ihre Reaktionen, wenn wir uns ein wenig mit ihrer Lebensphilosophie beschäftigen. Sie hat in jungen Jahren von ihrem Vater »Glaubensbekenntnisse« übernommen, die auch noch laufend vom Ehemann verstärkt werden. Es sind Sätze wie:

- Im Leben zählt nur Selbstdisziplin und Leistung
- Wer keine Leistung bringt, ist schwach und ein Versager
- Nur keine Zeit verplempern, stets etwas Nützliches tun
- Man muss mit allem immer wieder allein fertigwerden

Solche Sätze sind sicherlich dazu angetan, jemandem in guten Zeiten das Gefühl zu geben, auf der richtigen Seite des Lebens zu stehen und so sein Selbstvertrauen zu stärken. Aber in schwierigen Zeiten erweisen sie sich überhaupt nicht mehr als hilfreich. Wenn nicht alles hundertprozentig läuft, legen sie keinen verständnisvollen Umgang mit der eigenen Person nahe. Im Gegenteil: Sie verleiten dazu, sich in den Rücken zu fallen, sich klein zu machen und auf diese Weise die eigene innere Not noch zu vergrößern. Durch die Kenntnis ihrer Einstellung zum Leben verstehen wir Frau Wagners Reaktionen noch besser.

Doch wir wollen nicht nur die Eigenarten von Menschen kennenlernen, die Schwachpunkte bilden, sondern vor allem auch die Stärken, die sie einsetzen können, um sich aus schwierigen Lagen zu befreien.

Bei Frau Wagner waren das eine große Selbstdisziplin und Hartnäckigkeit, wenn es darum ging, Ziele zu verfolgen, die ihr etwas wert waren. Dann ihr Organisationstalent und ihre Kenntnisse, was geschäftliche Dinge anbelangten. Daneben ihre guten Menschenkenntnisse, ihr gepflegtes, gutes Aussehen und eine Menge Fertigkeiten in zwischenmenschlichen Situationen. Schließlich dann doch ihre gute Beziehung zu ihrem Mann, von der sie letztlich überzeugt war, dass sie auch schwierige Zeiten überstehen würde. Soviel erst einmal zu Frau Wagner.

Sie fassen noch einmal zusammen:

Check

Ihr persönliche Analyse

Welche Informationen benötigen Sie, um Ihre Krise besser zu verstehen?

A. Haben vor Ausbruch der Krise kritische Lebensereignisse oder Entwicklungen stattgefunden?
   Wenn ja, welche?

   ....

   ....

Wie hat sich jedes dieser Ereignisse auf Sie ausgewirkt?

Ereignis 1 – eher im Sinne
- ☐ eines Verlustes
- ☐ einer Bedrohung
- ☐ einer Kränkung
- ☐ von vermehrtem Streit und Auseinandersetzungen
- ☐ von vermehrten Anforderungen
- ☐ von Zukunftsunsicherheit
- ☐ von eigenem Versagen
- ☐ oder im Sinne von....

Ereignis 2 – eher im Sinne
- ☐ eines Verlustes
- ☐ einer Bedrohung
- ☐ einer Kränkung
- ☐ von vermehrtem Streit und Auseinandersetzungen
- ☐ von vermehrten Anforderungen
- ☐ von Zukunftsunsicherheit
- ☐ von eigenem Versagen
- ☐ oder im Sinne von ...

usw.

B. Gibt es Umstände in Ihrem Leben, die die negative Wirkung der Ereignisse verstärkt haben, wie z.B. wenig Freunde oder Bekannte, labile Gesundheit, finanzieller Engpass, sonstige Stressfaktoren usw.?

....

....

Gibt es Eigenschaften, Einstellungen oder Haltungen bei Ihnen, die die negative Wirkung dieser Ereignisse verstärkt haben, z.B. Schwarzseherei, Ängstlichkeit, Perfektionismus, erhöhtes Sicherheitsbedürfnis usw.?

....

....

C. Über welche Stärken, Ressourcen verfügen Sie, die Sie stärken, Ihnen Mut machen und Ihnen ein Gefühl von Sicherheit geben?

Charakterzüge: ....

Fertigkeiten: ....

Erfahrungen: ....

positive Beziehungen zu anderen Personen: ....

Alter: ....

gute Gesundheit: ....

finanzielle Sicherheit: ....

besondere Erfahrungen: ....

Hobbys, Interessen: ....

religiöse oder weltanschauliche Momente: ....

Fazit

Analyse meiner aktuellen Krise:

Ich befinde mich in einer Krise, weil ...

....

....

....

....

Dritter Schritt: Sich mit der Vergangenheit versöhnen

Ausgangslage: Obwohl es in Ihrem Leben Entwicklungen gegeben hat, die zu der jetzigen misslichen Lage geführt haben, sollten Sie nicht in den Fehler verfallen, alles in Bausch und Bogen zu verurteilen. Gerade jetzt ist es wichtig, einen kühlen Kopf zu bewahren, um nicht Gefahr zu laufen, das Kind mit dem Bade auszuschütten. Bevor Sie sich der Zukunft zuwenden, werden Sie deshalb noch einmal die letzte Zeit ansehen, dabei Gutes und weniger Gutes unterscheiden und die Spreu vom Weizen trennen.

Bei der Wirklichkeit bleiben: Zu vermeidende Fallen

Nicht immer dann, wenn wir die Wirklichkeit wahrnehmen, gelingt es uns ein Mindestmaß an Objektivität zu bewahren. Wir schaffen es vor allem oft dann nicht, wenn wir unter dem Einfluss starker Emotionen unsere eigene Situation einschätzen wollen. Sehr häufig machen wir die Erfahrung, dass wir sehr wohl klarsichtig und akkurat die Lage anderer Menschen analysieren und bewerten. Wenn es aber um uns selber geht, scheint unser Blick oft so getrübt und unser Urteil so verzerrt, dass uns kaum mehr eine einigermaßen objektive Beurteilung gelingt. Besonders unter dem Einfluss starker Gefühle, wie gesagt, neigen wir dazu, eine Reihe charakteristischer Beurteilungsfehler zu machen. Die wichtigsten sind:

Negatives verallgemeinern

Stehen wir z. B. unter dem Einfluss eines persönlichen Misserfolges, so kann es passieren, dass in uns die Meinung entsteht: Alles, was ich in letzter Zeit angepackt habe, ist mir misslungen. Es ist unmittelbar einsichtig, dass ich mich ganz anders fühle, je nachdem ob ich feststelle: Eines meiner Projekte ist fehlgeschlagen, oder ob ich der Auffassung bin: Alles, was ich in letzter Zeit versucht habe, ist daneben gegangen.

Aber die pessimistische Verformung der Wirklichkeit zu meinen Ungunsten kann an der Stelle noch weiter gehen. Statt: Alles, was ich in letzter Zeit angepackt habe, ging daneben, kann ich zu einer noch extremeren Beurteilung gelangen: In meinem ganzen Leben ist nichts von alledem, was ich versucht habe, gelungen. Wenn ich so denke und fühle, dann bin ich nicht mehr weit davon entfernt meine ganze Existenz als ein einziges Trümmerfeld anzusehen und mich selber als Gescheiterte und als Versagerin. Finden in wichtigen Bereichen so weitreichende negative Verallgemeinerungen statt, z.B. bei endlosen Grübeleien, so wird ein »Kippen« der Stimmung, ein Hinabgleiten in die Depression immer wahrscheinlicher.

Falsche Ursachenzuschreibungen

Viele Menschen, die sich in einem emotionalen Ausnahmezustand befinden, neigen dazu, einen Schuldigen zu suchen, der für die ganze Misere, in der sie sich befinden, verantwortlich gemacht werden kann. Solche pauschalen »Verurteilungen« stellen meist recht grobe Vereinfachungen dar. Die Wirklichkeit ist weit komplexer, als es in solchen einfachen Erklärungen zum Ausdruck kommt.

So neigen manche Menschen dazu, sich ganz schnell als den alleinigen Verursacher bestimmter Ereignisse zu sehen. Sie geben sich dann die alleinige Schuld dafür und stellen sich als komplette Versager selbst an den Pranger. Es handelt sich dabei meist um Menschen mit einem hohen Pflichtgefühl, mit stark ausgeprägten moralischen Normen und mit einem starken Sinn für Verantwortung. So mag eine Mutter davon überzeugt sein, dass das Versagen ihres Sohnes bei schulischen Leistungen einzig und allein auf ihre Unfähigkeit zurückzuführen ist und daraus den Schluss ableiten, letztlich habe sie als Mutter versagt. Sie übersieht nur dabei, dass auch der Sohn eine wichtige Verantwortung für sein eigenes Verhalten trägt. Daneben hängt vieles von den Lehrern und vom Schulsystem ab und zum Schluss gibt es ja auch noch eine Art Vater.

Für diese Fälle gilt wiederum: Häufen sich solche gravierenden Fehleinschätzungen, so können sie sich langfristig auswirken, vor allem auf die Stimmung und auf die Selbsteinschätzung.

Aber es gibt auch falsche Ursachenzuschreibungen im anderen Extrem. Dann tendieren wir dazu, einzig und allein andere oder die Umstände für unsere Probleme verantwortlich zu machen. Auch diese Tendenz kann, wenn sie zum alleinigen Trend wird, gefährliche Auswirkungen haben. Oft sind die Menschen, die dazu neigen, sich der Existenz gravierender Probleme bewusst. Die Ursache dafür sehen Sie aber grundsätzlich in Faktoren, die außerhalb ihrer Kontrolle stehen.

Ein Beispiel: Herr Wurbs, der oftmals viel zu viel trank, machte der Reihe nach und je nach den Umständen folgendes dafür verantwortlich: Die Magengeschwüre des Chefs, die ihn zu zwanghaft-pingeligen Kontrollen seiner Arbeit reizten, das unzumutbare Klima in dieser Stadt, die unverantwortliche Alkoholwerbung, die miserablen Leistungen seines Sohnes in Mathe, die ständigen Nörgeleien dessen Mutter und schließlich das unvorteilhafte Erbgut seines Großvaters väterlicherseits.

Das muss dazu führen, dass solche Menschen sich die Lösung ihrer Probleme durch Ereignisse vorstellen, die typischerweise nicht durch eigene Anstrengungen, sondern von außerhalb herbeigeführt werden, wenn überhaupt.

Alles oder Nichts-Haltung

Dabei handelt es sich um ein Denken, und als Ergebnis davon, um eine Einstellung dem Leben gegenüber, die nur Extreme gelten lassen. Eine Arbeit ist hundertprozentig perfekt oder total misslungen; ein Urlaubsort ist das reinste Paradies oder eine unzumutbare Kloake; ein Mensch verhält sich in jeder nur erdenklichen Situation mir gegenüber so wie ich es erwarte oder er ist ein Rüpel, der für mich völlig unzumutbar ist. Aus solch einem Denken folgen Einschätzungen, die jegliche Zwischentöne vermissen lassen und ein Handeln, das der Komplexität und Vielschichtigkeit der meisten Lebenssituationen nicht gerecht wird.

Check

Bei der Wirklichkeit bleiben: Bleiben Sie möglichst objektiv, trotz Ihrer Krise

Wenden Sie sich doch einmal der letzten Zeit zu, um sich ein möglichst objektives Bild davon zu machen. Dass einiges schief gelaufen ist, wissen wir schon, aber wir sollten uns nicht einseitig darauf fixieren.

Was ist in letzter Zeit in meinem Leben positiv verlaufen:

....

Welche angenehmen Ereignisse und Entwicklungen haben stattgefunden?

....

Was habe ich in letzter Zeit gelernt, welche Erfahrungen habe ich gemacht?

....

Was habe ich in letzter Zeit ganz gut gemacht?

....

Wobei habe ich in letzter Zeit Fehler gemacht, die ich mir merken muss, um sie nicht zu wiederholen?

....

Was kann ich aus meinen Fehlern Neues und für mich Nützliches lernen?

....

Check

Analyse der objektiven Ursachen wichtiger Ereignisse

Ereignis 1: Welche Personen oder welche Umstände haben beim Zustandekommen mitgewirkt?

....

....

Ereignis 2: Welche Personen oder welche Umstände haben beim Zustandekommen mitgewirkt?

....

....

Ereignis 3: Welche Personen oder welche Umstände haben beim Zustandekommen mitgewirkt?

....

....

Wie war meine Beziehung zu bestimmten wichtigen Personen in letzter Zeit?

Person 1: positiv fand ich

....

....

negativ fand ich

....

....

Person 2 positiv fand ich

....

....

negativ fand ich

....

....

Person 3 positiv fand ich

....

....

negativ fand ich

....

....

Welche Eigenschaften und Verhaltensweisen, die in letzter Zeit bei mir eine Rolle gespielt haben, möchte ich unbedingt behalten und ausbauen?

....

....

Bleiben Sie bei der Sache

In einer krisenhaften Situation ist immer wieder die Gefahr gegeben, dass, neben der inneren Beschäftigung mit den krisenauslösenden Momenten, alles Mögliche andere »hochkommt«, das nicht unmittelbar damit zu tun hat.

Wenn man aktuell schlechte Erfahrungen mit einem Menschen gemacht und sich dabei maßlos über ihn geärgert hat, so kann der Ärger leicht »überspringen«. In einer ständig gereizten Stimmung fangen Sie dann an, sich über alles Mögliche aufzuregen: Über die rücksichtslosen Autofahrer und Hundebesitzer, über die Kollegin gegenüber, die wieder so ironisch lächelt und über die Kinder, die wieder zu spät nach Hause kommen. Sie fangen dann an, besonders neidisch zu werden auf die ehemalige Freundin, die alle um den Finger wickelt und der man jeden Wunsch von den Lippen abliest, weil niemand ihre abgrundtiefe Falschheit durchschaut. Oder Sie fangen an, innerlich lange Listen anzulegen von Menschen, die Sie ungerecht behandelt haben oder von Situationen, wo Sie voller guter Absichten waren und man Ihnen nur Übles unterstellt hat. Wenn Sie nicht versuchen, solche Entgleisungen unter Kontrolle zu halten, so breiten sich negative Gefühle, wie Verbitterung, Enttäuschung, Neid oder Ärger wie ein Buschfeuer aus. Sie geben ihm ständig Nahrung, indem Sie in der Vergangenheit wie in der Gegenwart etwas suchen, das es immer wieder aufs Neue entfachen kann. Dadurch behindern Sie sich bloß bei Ihren wichtigen Zielen.

Wenn Sie sich bei so etwas ertappen, dann gehen Sie ganz energisch vor und sagen sich innerlich ganz fest: Stopp! Halt! Nicht schon wieder!!! Das ist nicht das Thema. Ich habe genug mit meinen jetzigen Sorgen und Problemen zu tun.

Wenn Sie auf die Art entschlossen vorgehen, werden Sie nach einiger Zeit merken, dass es immer besser funktioniert. Auf die Art können Sie sich den Kopf weitgehend freihalten von irrelevanten und Unruhe stiftenden Störgedanken.

Bedeutung relativieren

Der Mensch in der Krise neigt dazu, aktuelle Situationen, im Vergleich zu anderen Episoden seines Lebens, für außerordentlich wichtig, ja für das Wichtigste überhaupt zu halten. Er übersieht dabei, dass Krisen jeglicher Art ein integraler Bestandteil des Lebens sind: Die jetzige Krise ist nicht die erste und wird mit großer Wahrscheinlichkeit auch nicht die letzte sein. Ohne die

Dinge im geringsten bagatellisieren oder verdrängen zu wollen, ist es dennoch hilfreich, die Bedeutung der aktuellen Lage zu relativieren und sie damit in einem ersten Schritt etwas zu entdramatisieren.

Dazu können folgende Überlegungen beitragen:

- Welche meiner Lebensbereiche sind intakt und überhaupt nicht von der Krise betroffen?
- Welche Krisen gab es schon in meinem Leben?
- Von welchen Krisen anderer Personen in der Gegenwart und in der Vergangenheit habe ich Kenntnis?

Die jetzige Krise ist nicht die Essenz meines ganzen Lebens

Übung

Machen Sie doch folgende Übung:

Lehnen Sie sich bequem in einem Sessel zurück, schließen Sie die Augen und schalten Sie erst einmal ein paar Minuten ab. Dann gehen Sie langsam in Ihrer Erinnerung die wichtigsten Stationen Ihres Lebens durch. Sie stellen sich Ihren Heimatort vor und die Wohnung, in der Sie als Kind die meiste Zeit verbracht haben. Dann aktivieren Sie Erinnerungen an Eltern, Geschwister, die Schule, erste Freunde und Freundinnen, und so machen Sie weiter, bis hin zu dem Moment, an dem Ihre aktuellen Schwierigkeiten begonnen haben. Versuchen Sie dabei nicht nur zu „denken“. Es ist wichtig, dass Sie ein möglichst lebendiges und deutliches Bild einiger Situationen bekommen. Versuchen Sie auch Gefühle wieder hervorzurufen, die für bestimmte Szenen typisch waren.

Auf die Art werden Sie merken, wie ereignisreich und vielschichtig Ihr Leben doch war und noch immer ist. Auch wenn Sie heute dazu neigen, es auf Ihre aktuelle Lage zu reduzieren.

Die jetzige Krise ist nicht die erste, die Sie erlebt und überwunden haben

Werten Sie Ihr bisheriges Leben, wie Sie es eben rekonstruiert haben, unter folgendem Aspekt aus:

- Wann gab es für mich Situationen oder Zeitpunkte, die mir ähnliche Schwierigkeiten bereitet haben, wie ich sie heute erlebe?

  ....

- Was waren die Anlässe, wie war mir zumute, wie ist die schwierige Zeit verlaufen?

  ....

- Vor allem, wie bin ich herausgekommen?

  ....

- Welche Eigenschaften, Fähigkeiten und Fertigkeiten habe ich dabei eingesetzt?

  ....

- Welche Hilfen habe ich dabei erfahren?

  ....

Schwierige Situationen oder Schicksalsschläge treffen alle Menschen

Vergegenwärtigen Sie sich wichtige Menschen aus Ihrem Leben und denken Sie darüber nach, welche Krisen sie durchlebt haben oder aktuell noch durchleben. Wie haben sie es geschafft? Können Sie sich an dem einen oder anderen ein Beispiel nehmen und etwas daraus lernen?

....

....

Das Ergebnis Ihrer Überlegungen sollte nicht sein, dass die Erde ein einziges Jammertal ist, sondern dass schwierige Situationen zum menschlichen Leben dazugehören.

Fazit: Leben trotz der Krise. Auch jetzt, trotz aller Probleme, ist es nicht so, dass »alles« zusammengebrochen ist oder zusammenzubrechen droht, obwohl Ihre Stimmung Ihnen das manchmal fälschlicherweise glauben machen will. In bestimmten Bereichen gibt es Enttäuschungen und Probleme, in anderen entwickeln sich Ihre Angelegenheiten recht gut.

Womit ich momentan recht zufrieden bin:

....

....

Check

Wie stehen Sie denn eigentlich jetzt zu sich selbst?

Die folgenden Fragen erlauben Ihnen abzuschätzen, inwieweit Sie sich trotz Ihrer Sorgen selbst akzeptieren und wie sehr Sie sich den Rücken stärken, um in der Zukunft wieder aktiv zu werden.

	stimmt	stimmt nicht
Ich stelle mich als Person nicht grundlegend in Frage.	☐	☐
Ich werde glücklicherweise nicht von Minderwertigkeitsgefühlen geplagt.	☐	☐
Ich bin nicht scheu und befangen, wenn ich mit anderen zusammen bin.	☐	☐
Ich habe keine Angst davor, neue Leute kennenzulernen, weil ich das Gefühl habe, etwas wert zu sein.	☐	☐

Auch ich habe Fähigkeiten und Fertigkeiten.	☐	☐
Jedem geht mal etwas daneben, auch ich bilde da keine Ausnahme.	☐	☐
Ich bin ein Mensch, keine Maschine.	☐	☐

Wenn Sie viele dieser Sätze bejaht haben, zeigt das, dass Ihre Selbstakzeptanz in Ordnung ist oder sich zumindest in die richtige Richtung entwickelt.

Fazit: Ist Ihr bisheriges Leben eine einzige Aneinanderreihung von Katastrophen? Schwierigkeiten gab es viele, aber ist es Ihnen nicht gelungen, sie einigermaßen zu bestehen? Gab es daneben nicht auch viel Erfreuliches und manche Erfolge? Ist Ihre jetzige Situation aussichtslos und ist Ihre Lage hoffnungslos? Hadern Sie nicht ständig mit der Vergangenheit, schließen Sie so gut es geht damit Frieden. Es geht nicht immer alles glatt, so etwas gibt es nun einmal im Leben. So ist das.
Und nun geht es weiter!

Vierter Schritt: Neue Lebensperspektiven aufbauen

Ausgangslage: Nur in der allerersten Phase, als Säugling, lebt der Mensch ausschließlich in der Gegenwart. In diesem Zustand ist er darauf angewiesen, dass seine Bedürfnisse unmittelbar befriedigt werden. Dann fühlt er sich wohl und seine kleine Welt ist in Ordnung. Später hängt sein Wohlbefinden nicht vollständig von der gegenwärtigen Situation ab. Seine Stimmung wird einmal beeinflusst durch seine Ansichten über die Vergangenheit. Besonders im zweiten und im dritten Schritt haben wir gemeinsam versucht, ein wenig Ordnung in die Wahrnehmung und Beurteilung einiger kritischer Momente Ihrer Vergangenheit zu bringen, auch mit dem Ziel, keine falschen negativen Verallgemeinerungen aufkommen zu lassen (s. Seite 51). Doch nun müssen wir uns mit einer Tatsache beschäftigen, die ganz charakteristisch für den Menschen ist. Nicht nur die Einschätzung seiner eigenen Vergangenheit ist wichtig für ihn, sondern sein Befinden, im Guten wie im Schlechten, scheint mehr von seinen Erwartungen an die Zukunft als von Behagen oder Unbehagen in der Gegenwart abhängig zu sein.

Der gesunde Mensch lebt auch immer in der Zukunft, ob er will oder nicht. Dabei kann die Weite seiner Zukunftsperspektive durchaus verschieden sein, je nach seiner Befindlichkeit. Ist jemand entspannt und zufrieden, so mag er durchaus in der Phantasie auch in die Zukunft schweifen, um sich weitere angenehme Situationen und Erfolge vorzustellen.

Gerät jemand aber unter starke Belastung, so schrumpft seine Zeitperspektive. Seine Gedanken kreisen nur noch um seine momentane Lage und er kann sich aus dieser Einengung nicht befreien. Oder aber er bleibt auf bestimmte unglückselige Momente der Vergangenheit fixiert und kaut sie bei Grübeleien immer wieder durch. Die Zukunft schrumpft dann im Erleben zu einem furchterregenden schwarzen Loch zusammen, das nur Angst und Abwehr auslöst. Doch in einem solchen Fall ist der Mensch meist schon seelisch erkrankt.

Nach unserer Beschäftigung mit der Gegenwart und der Vergangenheit müssen wir uns nun der Zukunft zuwenden, wenn der Krisenbewältigungsprozess vorankommen soll. Das ist aus mehreren Gründen notwendig:

- Einmal lebt der gesunde Mensch, wie gesagt, auch immer in der Zukunft: Er hat Wünsche, Hoffnungen, Ziele und Werte, die er realisieren will. Er macht Pläne und fasst Entschlüsse.

- Eine Hinwendung auf die Zukunft ist die unabdingbare Voraussetzung für ein Handeln, das ein Leben positiv verändern soll.

- Nur durch Hinwendung auf Neues kann die unglückselige, übermäßige Fixierung auf Vergangenheit und auf unerfreuliche Aspekte der Gegenwart überwunden werden.

Drei Hindernisse

Doch das alles ist leichter gesagt als getan. Es gibt drei Zustände, die sich einer solchen Neuorientierung in den Weg stellen können, und die wir besser kennenlernen müssen, um sie überwinden zu können.

Orientierungslosigkeit

Menschen, die orientierungslos geworden sind, haben zwar noch Wünsche, Pläne und Ziele, aber sie wissen nicht mehr, »wo es lang geht«. Manchmal erleben sie Strebungen, die sich scheinbar widersprechen. So mag jemand die Nähe einer bestimmten Person suchen und ihr Leben ganz eng mit dem seinen verbinden wollen, aber auf der anderen Seite verspürt man einen starken Wunsch nach Unabhängigkeit und nach Autonomie. Einmal steht die eine Tendenz mehr im Vordergrund des Erlebens, dann, kurz darauf, wieder die andere.

In anderen Fällen sind die Wünsche zwar relativ deutlich und einheitlich, aber es fehlt jedes Konzept für den Weg, der eingeschlagen werden muss, um sie erfüllen zu können. Alte Wege führen offensichtlich nicht mehr zum Ziel, und neue sind für den Betroffenen nicht in Sicht.

Entmutigung

Mut ist die Bereitschaft sich auf eine vorbehaltlose Auseinandersetzung mit Problemen und mit anderen Menschen einzulassen. Bei etwaigen Schwierigkeiten und Misserfolgen wird bald der Schwerpunkt darauf gelegt, daraus zu lernen, um für zukünftige Auseinandersetzungen besser gewappnet zu sein.

Entmutigung herrscht dann vor, wenn wir uns diese Auseinandersetzungen nicht mehr zutrauen. Eine solche innere Haltung entsteht dann, wenn wir irgendwelche Niederlagen erlitten haben. Wir haben zwar noch Ziele, die uns etwas wert sind, aber wir zweifeln, ob wir über die richtigen Mittel verfügen oder ob unsere Kräfte ausreichen, um sie einzusetzen. Wir bedauern unentwegt unsere prekäre Lage, aber beginnen nichts, das sie verändern könnte. Um unsere Tatenlosigkeit zu rechtfertigen, bauen wir ständig »Sicherungen« ein. Zuletzt verlangen wir, dass alles ganz optimal ist und überhaupt kein Risiko besteht, bevor wir auch nur das Geringste unternehmen.

Doch all das ist recht durchsichtig. Es geht vor allem darum, keine neuen Niederlagen zu riskieren. Eine allgemeine Haltung des ewigen Zögerns droht sich auszubreiten, abwechselnd mit tiefen Verstimmungen. Das ganze erfolgt aus einer tiefen Verunsicherung heraus, die überwunden werden muss.

Gefühl der Sinnlosigkeit

In der Orientierungslosigkeit und in der Entmutigung sind durchaus noch Wünsche, Werte und Ziele vorhanden. Man will etwas, aber man weiß nicht, wie man vorgehen soll oder traut es sich nicht mehr zu.

- Beim Gefühl der Sinnlosigkeit ist die Welt und das eigene Ich leer geworden.

Wie kann es dazu kommen? Vieles von dem, was im normalen Alltag passiert, ist aufwendig, Kräfte raubend und nicht sonderlich interessant. Wir stehen auf, quälen uns durch den Berufsverkehr, führen bei der Arbeit nichtssagende Gespräche und so geht es weiter. Wir halten das alles aus, weil viele triviale Tätigkeiten sozusagen dadurch »zusammengehalten« werden, dass sie kleine Schritte auf dem Weg zu großen Zielen sind, an denen unser Herz hängt. Wir führen Gespräche bei der Arbeit, weil wir einen besonderen Geschäftsabschluss tätigen wollen, der uns auf der Karriereleiter ein gutes Stück voranbringen wird. Das lästige Stehen im Stau ist die Vorbedingung dafür, am Abend ein paar schöne Stunden mit der Familie verbringen zu können. Dadurch, dass es in einem größeren Zusammenhang steht, wird vieles erst erträglich. Wenn nun durch Lebensepisoden, wie dem Verlust eines geliebten Menschen, einem Fehlschlag bei beruflichen Ambitionen usw., die tragenden Pfeiler unserer Motivation und Befriedigung wegfallen, so treten die Einzelelemente des normalen Tagesablaufs aus ihrer Ordnung und ihre Nichtigkeit schreit einem ins Gesicht. Zum Leid aufgrund der Verschlechterung der Lebensbedingungen kommt dann die Belastung durch die alltägliche Plackerei, und die Kräfte schwinden immer mehr. Es gibt dann ganz wenige Anziehungspunkte, wenn überhaupt, aber viele ärgerliche oder bedrohliche Abstoßungspunkte:

»Es ist alles zu viel.«
»Das bedeutet mir nichts mehr.«
»Es hat doch alles keinen Sinn.«

Der Zugang zu den eigenen Bedürfnissen und positiven Werten ist herabgesetzt und muss erst wieder freigemacht werden.

Wir werden uns im Folgenden damit beschäftigen, auf welche Weise Orientierungslosigkeit, Entmutigung und das Gefühl der Sinnlosigkeit, aus einer schwierigen Lage heraus, überwunden werden können. Doch zur Frage des Sinns im menschlichen Leben gleich eine Vorbemerkung.

Es sieht so aus, als würden Menschen im Anschluss an einen erlittenen Sinnverlust, etwa im Rahmen einer Krise, ein weiteres Problem entwickeln, das ihnen selber nicht weniger Schwierigkeiten bereitet, aber auch anderen, die mit ihnen zu tun haben: Sie haben geradezu ein Übermaß an Sinnanspruch. Man denkt dabei an die kleine Geschichte von jenem Mann, der Obst wollte und darum Äpfel, Birnen, Kirschen und Pflaumen verschmähte. Denn er wollte nicht Äpfel, sondern Obst, nicht Birnen, sondern Obst. Menschen können auch in unserem Kontext derart töricht denken und handeln. Dann wollen sie nicht mit anderen zusammen sein, sondern den Sinn des Lebens vorher erfahren, nicht arbeiten, nicht entspannen oder genießen, sondern sie wollen Sinn, und zwar auf dem direkten Weg. Sie fordern zuerst eine abstrakte und allumfassende Formel, die ihnen erklärt, warum es sich lohnen würde, mit anderen zusammen zu sein, zu arbeiten, zu entspannen und zu genießen. Erst dann ließen sie mit sich reden und würden anfangen zu handeln. Doch das geht nicht.

Fazit: Menschen können Sinn nur auf indirektem Weg erfahren, durch Sinnerlebnisse, z.B. beim Lernen (»Jetzt weiß ich etwas, das ich gut gebrauchen kann.«), beim Reden, bei der Arbeit oder beim Ruhen. Aber irgendeine Formel allein vermag nicht zu tragen, wenn die entsprechenden konkreten Sinnerlebnisse nicht erfahren werden. Der Sinn des Lebens als abstrakte allumfassende Formel ist nicht lieferbar, Sinnfindung funktioniert nur über Handeln, Erleben und darüber Nachdenken.

Doch nun zurück zur konkreten Arbeit.

Zukunftsperspektiven

Wenn jemand für sich selber eine neue Zukunftsperspektive aufbauen will, oder zumindest überprüfen will, welche Vorstellungen er bezüglich der Zukunft hat, so muss er dabei eine Reihe von Voraussetzungen berücksichtigen.

Eine Perspektive muss, um motivierend und tragfähig zu sein, folgende Merkmale haben:

- Sie muss auf persönliche Bedürfnisse und Werte begründet sein.
- Sie muss realistisch sein, d. h. der Leistungsfähigkeit und den speziellen Fertigkeiten der Betroffenen sowie den Ressourcen seiner Umwelt Rechnung tragen.
- Sie muss aufgegliedert sein nach kurzfristigen, mittelfristigen und langfristigen Zielen.
- Die einzelnen Ziele müssen innerlich präsent sein, d. h. wir müssen uns ausreichend damit befassen, damit unsere Wünsche am Leben bleiben. Auf die Art können sie uns weiter motivieren und uns Kraft geben.
- Die einzelnen Ziele für die Zukunft sollten ausgewogen sein, d. h. der Mensch sollte nicht alles »auf eine Karte«, z. B. den Beruf, setzen.
- Es sollte eine vernünftige Mischung von Anstrengung und Entspannung vorgesehen sein.
- Das Erreichen der einzelnen Ziele sollte so wenig wie möglich davon abhängig sein, dass das »Glück« auf unserer Seite steht, dass »die anderen« mitziehen usw.
- Die ersten Schritte müssen so gewählt sein, dass sie gleich angegangen werden können.

Frau Wagners neuer Weg

Bedürfnisaktivierung

Wir konnten den krisenhaften Zustand Frau Wagners (s. Seite 45) sehr plausibel erklären durch Veränderungen, die sich in letzter Zeit in ihrem Leben ereignet haben. Dadurch wurden offensichtlich eine Anzahl wichtiger Bedürfnisse so stark frustriert, dass es zu dem seelischen Phänomen gekommen ist, das wir als Krise bezeichnet haben.

Um eine neue und befriedigendere Lebensperspektive aufzubauen, ist es zuerst unerlässlich die wichtigsten eigenen Bedürfnisse noch einmal festzuhalten. Als Orientierung dabei diente Frau Wagner die Maslow'sche Bedürfnishierarchie. Die **drei grundlegenden Bedürfnisse** haben wir schon kennengelernt (s. Seite 43):

- Physiologische Bedürfnisse
- Sicherheitsbedürfnis
- Liebesbedürfnis

Dann folgen noch zwei weitere, sog. »**höhere**« **Bedürfnisse**:

- Das Bedürfnis nach Achtung

Man will geachtet werden von anderen Personen, aber auch von sich selber. Es verlangt, dass wir für die eigenen Qualitäten und Leistungen von anderen anerkannt werden. Daraus leiten wir ein Gefühl der Selbstzufriedenheit ab, das eine große Rolle bei unserem seelischen Wohlbefinden spielt. Ohne die Aufmerksamkeit und Wertschätzung der Personen, die uns wichtig sind, halten wir es nicht lange aus. Allerdings bedeutet uns die Achtung anderer dann am meisten, wenn sie »verdient« ist, d. h. wenn wir etwas getan haben, das sie rechtfertigt.

- Bedürfnis nach Selbstverwirklichung

Es verlangt, dass jemand in der Lage ist, die eigenen Talente, Fähigkeiten und Vorlieben zu aktivieren und zu realisieren. Dann, wenn allen anderen Bedürfnissen einigermaßen Genüge getan ist, entsteht der Wunsch in einer Welt zu leben, die ein hohes Maß an Selbsterfüllung erlaubt und sogar fördert. Wir wollen dann immer mehr zu dem werden, der wir wirklich sind und sehen dabei den besten Garanten für seelische Gesundheit und persönliches Glück.

Frau Wagners Analyse ihrer wichtigsten Bedürfnisse ergab folgendes:

Physiologische Bedürfnisse:	Erholung und körperliches Wohlbefinden
Sicherheitsbedürfnis:	Sicherheit in der Beziehung zum Mann
Liebesbedürfnis:	Zuwendung durch den Mann mehr Kontakt zu anderen Personen
Bedürfnis nach Achtung und Selbstachtung:	das Gefühl wieder gebraucht zu werden, vor allem seitens des Mannes anderen wieder als kompetent und leistungsfähig erscheinen Wiedergewinnung der Selbstachtung, vor allem dafür, dass ich mein Leben wieder im Griff habe
Bedürfnis nach Selbstverwirklichung:	wieder die Möglichkeiten haben, die eigenen Fähigkeiten und Erfahrungen zu nutzen mit anderen zusammen etwas Nützliches tun, das möglichst auch noch Spaß macht neue Erfahrungen machen, auch in zwischenmenschlichen Dingen

Frau Wagners Überlegungen dazu

Ihr fiel unmittelbar auf, dass die Befriedigung der einzelnen Bedürfnisse ein verschiedenes Ausmaß an günstigen Voraussetzungen und Vorbereitungen verlangt. Einiges konnte sie gleich anpacken und es schien ihr auch nicht so kompliziert wie anderes.

▶ Als **kurzfristige Perspektive** für die nächsten Tage und Wochen suchte sie folgendes aus: Einmal konnte sie versuchen ihr körperliches Wohlbefinden zu verbessern. Ein Teil ihrer Gereiztheit und Müdigkeit, die abwechselnd auftraten, hatte sich schon in ihrer »Auszeit« gelegt. Nun würde sie regelmäßig Entspannungsübungen durchführen, weiter viel an die frische Luft gehen und die ganz intensive Pflege ihrer Person und ihres Aussehens, die sie etwas vernachlässigt hatte, wieder aufnehmen. Sie beschloss auch, vor dem Umzug ihre persönlichen Sachen zu sichten, einiges auszusortieren und die eine oder andere Sache neu anzuschaffen. Auch um Haushaltsgegenstände wollte sie sich kümmern, mit derselben Zielsetzung.

Innerlich hatte sie einen heldenhaften Entschluss gefasst. Man kann nicht behaupten, dass sie ihren Frieden mit den Veränderungen in ihrem Leben gemacht hatte. Sie spürte noch immer ganz deutlich die Lücke, die sie hinterlassen hatten und die Zukunftsunsicherheit, die dadurch entstanden war. Aber sie akzeptierte sie als endgültig, so schmerzhaft das für sie auch sein mochte. Das war keine Resignation, sondern sie fügte sich in eine Notwendigkeit und hatte darüber hinaus ja auch noch etwas vor.

Zu den kurzfristigen Zielsetzungen sollte es also auch gehören, den Umzug zu organisieren und anzufangen, sich um die neue Wohnung zu kümmern. Sie nahm sich auch vor, bei einer günstigen Gelegenheit ein vorsichtiges, aber doch ernsthaftes Gespräch mit ihrem Mann zu führen. Sie hatte vor, ihm ausführlicher über ihre Schwierigkeiten zu erzählen. Daneben wollte sie Organisatorisches besprechen, aber vor allem ihn auch danach fragen, wie er zu ihr stünde. Er war in letzter Zeit öfter verreist gewesen, weil er noch alte geschäftliche Angelegenheiten abwickeln musste. Sie wollte ihm gegenüber ihr Bedürfnis ausdrücken, mehr mit ihm zusammen zu sein und ihm einige konkrete Vorschläge zu kurzfristigen gemeinsamen Aktivitäten machen.

▶ Gleichzeitig hatte Frau Wagner vor, die Realisierung **längerfristiger Ziele** vorzubereiten. Da war einmal ihr Bedürfnis nach mehr Austausch mit unterschiedlichen Menschen. In ihrem bisherigen, sehr eingeschränkten Bekanntenkreis gab es zwei Damen, zu denen sie auch kurzfristig den Kontakt wiederherstellen konnte, ohne zu wissen, ob sich daraus etwas machen lassen würde. Vor allem aber wollte sie neue Menschen kennenlernen, auch um ihren eigenen Horizont zu erweitern. Doch sie hatte in den letzten Jahren sehr zurückgezogen gelebt und fast nur zusammen mit dem Mann geschäftliche Beziehungen gepflegt. Einiges würde sie richtiggehend üben müssen, dachte sie, wie auf fremde Menschen zugehen und erst einmal Small-Talk zu praktizieren, etwas, was ihr immer höchst überflüssig vorgekommen war. Sie wollte auch später mit dem Mann zusammen überlegen, was beide in gesellschaftlicher Hinsicht aufbauen könnten. Aber sie hatte aus all dem etwas gelernt. Sie war fest entschlossen, sich nicht wieder total auf seine Initiative zu verlassen und sich alles, was sie betraf nur wieder mit ihm zusammen vorzustellen.

Kontakte lassen sich vor allem auch über gemeinsame Aktivitäten und Interessen herstellen. Dieser Bereich war bei ihr eher spärlich besetzt. Aber sie nahm sich vor, mit offenen Augen durch die Gegend zu laufen, um festzustellen, ob sie nicht doch anfing, sich für das eine oder andere zu interessieren.

▶ Dann war ja da noch das schwierigste Kapitel, die Frage nach einem Leben, das ihr nützlich und sinnerfüllt vorkam. Auf dem Hintergrund ihrer ganzen Persönlichkeit war die Vorstellung, zufrieden und ausgefüllt zu sein, schwer von der Verbindung mit Arbeit und Leistung zu trennen. Doch in diesem Bereich war nicht gleich eine befriedigende Lösung zu finden, auch dann nicht, wenn sie länger darüber nachdachte. Sich ohne Vorbereitung Hals über Kopf in irgendein Abenteuer zu stürzen, das war nicht ihre Sache. Ihre Phantasie hatte momentan auch nicht ausgereicht, um sich vorzustellen, worin ein solches Abenteuer überhaupt bestehen könnte.

Das ist eine **längerfristige Angelegenheit**, befand Frau Wagner. Dafür muss man Entwicklungen, außen wie innen, abwarten. Aber aus den Augen verlieren wollte sie das auf keinen Fall.

Vor allem nahm sie sich vor, sich nicht mehr zu verkriechen und wieder mitten ins Leben zu gehen. Sie wollte auch vermehrt auf die Art achten, wie sie sich anderen gegenüber darstellte. Kein Protzen und kein Angebertum, aber auch nicht die graue Maus spielen und eine überzogene Bescheidenheit an den Tag legen. Anderen gegenüber klar Position beziehen und auch einmal fest auftreten, sollte es nötig sein.

Diese innere Arbeit der Frau Wagner zur Entwicklung einer neuen Lebensperspektive habe ich hier etwas verkürzt dargestellt.

▶ Sie können das nicht sozusagen auf Kommando durchziehen, sondern es ist ein allmählicher Prozess der Umorientierung und der Selbstfindung, der sich über Tage bis Monate erstrecken kann.

Fazit: Beginnen Sie Ihre Überlegungen dazu möglichst mit kurzfristigen Zielen, für welche die Bedingungen im Großen und Ganzen jetzt schon recht günstig sind. Prüfen Sie immer, wie realistisch einzelne Zielsetzungen sind, von den Umweltbedingungen her, aber im Licht Ihrer eigenen Möglichkeiten. Ihre neue Perspektive kann auch wichtige Lernschritte enthalten, wenn Sie sich etwas Neues aneignen müssen, um ein Ziel zu realisieren. Fangen Sie möglichst bald an, am besten gleich, auch wenn Ihnen der Anfang noch so bescheiden vorkommt. Dann haben Sie das gute Gefühl, dass etwas in Gang gekommen ist.

Erinnerungs- und Motivationshilfen

Frau Wagner fand Folgendes sehr hilfreich:

▶ Für wichtige Teile ihres neuen Lebensplans hatte sie sich »Symbole« ausgesucht, die sie immer wieder an ihre Pläne erinnern und dafür motivieren sollten, wenn sie ihnen begegnete.

Eine schöne große Grünpflanze, die schon sehr alt war, aber die noch immer neue Triebe bekam, bedeutete für sie: Auch in dem Alter ist ein Neubeginn in vielen Dingen noch möglich, auch du kannst dich entwickeln und wachsen.

Sie erinnerte sich daran, dass sie vor einigen Wochen einmal auf einer Bank im Park saß, sehr niedergeschlagen war und sich sehr allein fühlte. Dieses Bild, sie auf der Bank, ganz allein, wurde zu einer Art Symbol für Einsamkeit. Ich will nicht auf der Bank enden, sagte sie sich und nahm sich vor, so etwas um jeden Preis zu vermeiden. Sie musste aktiv werden, Menschen kennenlernen, etwas auf die Beine stellen, das sie als das ihrige ansah und so das Leben wieder als Herausforderung annehmen. Das war sie sich, aber auch ihrem Vater und ihrem Mann schuldig.

Zu ihrem Mann fiel ihr öfter ein Wort ein, das sie erleichterte und manchmal auch verschmitzt lächeln ließ: Madagaskar. Er hatte einmal viel Geld in die Aufzucht von madegassischen Edelputen investiert und war trotz seines unfehlbaren Riechers für Geschäfte, von dem er schwärmte, dabei furchtbar auf die Nase gefallen. Alles weg. Wenn sie wieder einmal drohte ihn zu idealisieren und sich ihm ganz unterzuordnen, so dachte sie einfach: Madagaskar. Auch du bist nur ein Mensch, so wie ich.

Sie fand im Lauf der Zeit noch mehreres, das doch sehr nach Madagaskar roch und bekam dabei nicht einmal ein schlechtes Gewissen.

Check

Nun versuchen Sie Ihre eigenen Bedürfnisse für die Zukunft festzuhalten

Physiologische Bedürfnisse:

....

....

Sicherheitsbedürfnisse:

....

....

Liebesbedürfnisse:

....

....

Bedürfnis nach Achtung und Selbstachtung:

....

....

Bedürfnis nach Selbstverwirklichung:

....

....

Meine Perspektive für die nächste Zeit, auf meine Bedürfnisse aufbauend:
Kurzfristig:

....

Mittelfristig:

....

Langfristig:

....

Meine weiteren Überlegungen dazu:

....

....

Fünfter Schritt: Mit Überholtem aufräumen: Innen

Ausgangslage: Sie haben sich in einem ersten Anlauf daran gemacht, Ihr Leben teilweise neu zu überdenken und umzuorganisieren. Das ist deshalb notwendig geworden, weil sich einiges geändert hat und Sie nicht einfach zur Tagesordnung übergehen können. Beginnen wir doch bei der Art, wie Sie an die Dinge des Lebens herangehen. Nicht alles von früher ist schlecht oder überflüssig geworden. Manche Einstellungen und Ideen, die Sie hatten oder haben, sind wertvoll. Sie werden Sie bewahren und ausbauen.

Anderes scheint nicht so recht zu Ihrer gegenwärtigen Wirklichkeit und vor allem zu Ihrem Zukunftsentwurf zu passen. Übrigens: Vielleicht hat es nie so richtig gepasst oder es hat Ihnen mehr Schwierigkeiten bereitet als es von Nutzen war. Dann sollten Sie es erst recht als überholt ansehen, und Sie sollten sich davon distanzieren. Wovon sprechen wir denn überhaupt? Von Ihrer Lebensphilosophie.

Lebensphilosophie

Die Lebensphilosophie einer Person umfasst alle Annahmen, die sie darüber hat, wie die Welt funktioniert. Sie gibt Auskunft darüber, wo der Mensch seine Rechte und seine Pflichten in der menschlichen Gesellschaft sieht, was er von sich selbst und vom anderen hält, wie er sein und deren Verhalten bewertet. Schließlich sagt sie aus, was er von der Zukunft erwartet, ob er an ein Leben nach dem Tod glaubt, oder an einen Gott, dem er Rechenschaft schuldet, wie er sich die Zukunft der menschlichen Gesellschaft vorstellt und was er bereit ist, dafür zu tun.

Das alles scheint auf den ersten Blick recht abstrakt zu sein, ist es aber nicht. Bereits an zwei Beispielen haben wir gesehen, wie einzelne Aspekte der Lebensphilosophie eine wichtige Rolle gespielt haben, wenn es darum ging zu verstehen, wie Menschen in eine Krise geraten sind. Frau Fichte (siehe S. 17) fühlte sich in zunehmendem Maße in der Familie isoliert, unternahm aber nichts, weil sie hoffte, die Dinge müssten sich von selber wieder einrenken. Bei Frau Wagner (s. Seite 47) wird der Einfluss noch deutlicher. Auch sie hatte eine Reihe von Glaubensbekenntnissen, die sie letztlich von sich selbst entfremdeten. In einer schwierigen Lage hat auch sie nicht gekämpft, sondern sie gab sich selber die Schuld für die negative Entwicklung und verlor weitgehend ihre Selbstachtung.

Wenn wir die Entstehung und den Verlauf einer Krise verstehen wollen, dann spielt die Lebensphilosophie in zweifacher Hinsicht eine wichtige Rolle:

- Einmal beeinflusst sie sehr stark die Art, wie wir Ereignisse interpretieren, die uns widerfahren. Wenn jemand z. B. der Meinung ist, man bekommt immer nur das, was man verdient, so wird ihm ein Misserfolg »beweisen«, dass er ein Versager ist. Jemand, der davon ausgeht, dass man auch einmal »Pech« haben kann, wird ganz anders reagieren.

- Zum zweiten: Unsere Lebensphilosophie legt auch eine bestimmte Art nahe, mit Ereignissen und mit einer Krise umzugehen. Ein Pessimist wird sehr schnell denken »Jetzt ist alles aus«, während jemand anders die Ärmel hochkrempelt.

▶ Wegen des wichtigen Einflusses auf unser Denken, Fühlen und Handeln sollten Sie die Gelegenheit nutzen zu überprüfen, ob Teile Ihrer Lebensphilosophie sich eher destruktiv als konstruktiv auswirken. Diese mag eine wichtige Rolle beim Zustandekommen der jetzigen Krise gespielt haben, mag aber auch ihren negativen Einfluss in der Zukunft weiter ausüben, wenn Sie nicht damit »aufräumen«.

Die schrecklichen Sieben

Wer mit vielen Menschen zu tun hat, die sich in einer Krise befinden, oder mit solchen, die leider schon an gravierenden, psychischen Störungen erkrankt sind, dem fällt auf, dass es eine relativ geringe Anzahl von Ideen, Einstellungen und Glaubenssätzen sind, die Menschen sehr verletzlich machen. Kritische Lebensereignisse führen zu besonders viel Unruhe und Spannung, wenn sie mit ihnen zusammentreffen. Es entsteht eine einseitige negative Sicht der Dinge, die eine angemessene Bewältigung sehr erschwert.

Die sieben, die mir am häufigsten begegnen, nenne ich die schrecklichen Sieben.

Schätzen Sie als erstes ein, wie stark Sie an die folgenden Sätze glauben, d.h. welche Rolle sie in Ihrer Lebensphilosophie spielen. Dann werde ich kurz auf ihre Nachteile eingehen und Ihnen Vorschläge machen, wie Sie sich davon distanzieren können.

1. Auf dieser Welt dürfen bestimmte Dinge einfach nicht passieren
Ihre Einschätzung: Ich glaube

☐ fest daran ☐ mittel ☐ gar nicht

▶ Nachteile:
Ereignisse treffen uns um so schwerer, je mehr sie uns als etwas erscheinen, das eigentlich gar nicht sein darf. Wenn ich also voraussetze, dass das Leben und andere Menschen immer so mit mir umgehen müssen, wie ich es für gerecht halte, so werde ich immer wieder wie vor den Kopf gestoßen sein und finden: Das darf doch nicht sein, das kann er doch nicht so machen, usw. Die Folgen davon sind Empörung, Verbitterung, in zunehmendem Maße Verdrossenheit, bis man sich im schlimmsten Fall immer mehr von der Welt abwendet und zu einer Art »Menschenhasser« wird.

▶ Vorschlag:
Werden Sie zum Realisten, daran ist nichts Verwerfliches. Auf der Welt gibt es Anständigkeit, Liebe und echte Fürsorge für andere, aber auch rücksichtslosen Egoismus und Bösartigkeit. Sie haben kein Anrecht auf eine Sonderbehandlung. Sagen Sie also nie mehr: Das darf doch nicht wahr sein, dass er das getan hat. Doch, es darf; der beste Beweis: Er hat es getan.

Verwenden Sie die ganzen Kräfte, die unnütz verpuffen, wenn Sie sich wieder einmal bloß empören und Rachepläne schmieden, besser darauf, Ihre Situation realistisch zu verändern.

2. Wenn die Dinge sich nicht so entwickeln, wie ich es erwarte, so mündet das unweigerlich in eine Katastrophe
Ihre Einschätzung: Ich glaube

☐ fest daran ☐ mittel ☐ gar nicht

▶ Nachteile:
Gleich mehrere Fehler liegen einer solchen Auffassung zugrunde. So ist es durchaus möglich, dass Ihre Vorstellungen darüber, wie bestimmte Dinge verlaufen sollten, nicht korrekt sind. Vielleicht erwarten Sie, dass der Arbeitgeber, bei dem Sie sich beworben haben, Sie äußerst freundschaftlich, ja fast fröhlich empfangen muss, sonst, befürchten Sie, werden Sie keine Chance haben. Woher wissen Sie, dass ein korrekter, sachlicher Umgang mit Ihnen nichts Gutes zu bedeuten hat? In vielen Fällen täuscht man sich, wenn man solche Prognosen stellt. Eine solche Denkweise führt also sehr schnell zu Pessimismus, Niedergeschlagenheit und Mutlosigkeit.

Zum zweiten legt eine solche Denkweise eine Passivität nahe, die Ihnen meistens zum Nachteil gereicht. Ihre Devise sollte also lauten: Wenn die Dinge sich nicht so entwickeln, wie ich es erwarte, dann muss ich neu überlegen. In einigen Fällen hat das nicht unbedingt etwas Negatives zu bedeuten. In anderen Fällen aber sollte ich darüber nachdenken, was ich unternehmen kann, um die Angelegenheit in meinem Sinne zu beeinflussen – und es dann tun. Auf die Art sind das Denken und die Erwartungen flexibler, differenzierter, sie stimmen besser mit der Wirklichkeit überein und vor allem, sie sind nützlicher im Sinne Ihrer Ziele.

▶ Vorschlag:
Überlegen Sie sich Situationen, bei denen Sie zuerst ein »schlechtes Gefühl« hatten, die dann aber doch ganz gut verliefen.

....

Oder: War es Ihnen möglich, einzugreifen? Wie, mit welchen Mitteln?

....

....

▶ **Schlussfolgerung:**

....

....

3. Ich unternehme nur dann etwas, wenn der Erfolg hundertprozentig sicher ist

Ihre Einschätzung: Ich glaube

☐ fest daran ☐ mittel ☐ gar nicht

▶ **Nachteile:**

Die zukünftigen Ergebnisse eigener Handlungen abzuschätzen und sich gegen allzu große Risiken absichern zu wollen, ist eine vernünftige Strategie – wenn Sie es nicht übertreiben. Der Hang, sich bis ins Letzte absichern zu wollen, wird dann zur Plage, wenn er zu endlosen Grübeleien führt und Sie ganz verlernen, sich spontan auf neue Situationen einzustellen.

Bei einigermaßen komplexen Angelegenheiten bekommen wir auch durch endlose Vorsichtsmaßnahmen und Überlegungen nie die totale Gewähr dafür, dass alles hundertprozentig glatt gehen wird. Das ist so, weil wir alle Bedingungen, z.B. die Reaktionen von Menschen, nie ganz vorherzusagen vermögen. Wer nicht damit leben kann, endet in der Wankelmütigkeit, dem ewigen Zaudern, schließlich in der Ohnmacht und in der Inaktivität.

Emanuel Lasker, der 27 Jahre Schachweltmeister war, hat einmal gesagt: »Seine Figuren vernünftig aufzustellen und dann auf ihre Wirkung zu vertrauen, das ist kein schlechter Grundsatz, nicht nur beim Schach.«

▶ **Vorschlag:**

Positives (eigene Wünsche) gegen Störfaktoren (Gedanken an Risiken) abwägen.

- Vergegenwärtigen Sie sich zuerst einen Wunsch, den Sie aktuell haben. Es muss sich dabei nicht um eine riesengroße Sache handeln, die Ihr Leben auf den Kopf stellen wird, sondern lediglich um etwas, das Sie wirklich möchten. Es kann z. B. der Wunsch sein, einen Arbeitskollegen anzusprechen, um mit ihm nach der Arbeit noch ein Glas Wein zu trinken.
- Nun stellen Sie sich in der Phantasie eine Waage vor und legen Sie Ihren Wunsch auf die rechte Waagschale. Versuchen Sie sich den Wunsch, das Zusammensein mit dem Kollegen, möglichst lebendig vorzustellen. Bleiben Sie eine gute Minute dabei.
- So, und jetzt malen Sie sich alle möglichen Risiken aus, die die Angelegenheit mit sich bringen könnte und packen Sie sie auf die linke Waagschale: Er könnte schroff ablehnen, er könnte sich über mich lustig machen, er erzählt es anderen und alle finden mich unmöglich, Sie sitzen mit ihm zusammen und Sie kriegen kein Wort raus, er merkt, dass Sie ihm nicht gefallen und lässt es Sie spüren, nach dem Treffen schneidet er Sie in der Firma, jemand sieht Sie beide und alle fangen an zu reden usw.
- Vielleicht merken Sie, wie Sie ein wenig unruhig werden und das Ganze am liebsten vergessen würden. Das können Sie tun, dann bleibt alles beim Alten.
- Aber nun gehen Sie mit Ihrem Gefühl wieder auf die andere Seite, zu Ihrem Wunsch. Können Sie Ihn noch deutlich spüren oder ist er verschwunden? – Wenn Sie ihn noch spüren, wofür ergreifen Sie Partei? Was ist Ihnen wichtiger: Echt und ehrlich mit sich selbst und Ihren Bedürfnissen umzugehen oder sich bei den geringsten Zweifeln davonzuschleichen?

4. Ich bin nur jemand, wenn mir eine oder mehrere Personen zur Seite stehen. Finden sie nicht alles, was ich mache, gut, so entzieht mir das den Boden.

Ihre Einschätzung: Ich glaube

☐ fest daran ☐ mittel ☐ gar nicht

▶ Nachteile:

Jemand, der auf die Art von anderen abhängig ist und der sein Selbstwertgefühl nur dann aufrecht erhalten kann, wenn er des Wohlwollens anderer zu jeder Zeit sicher ist, steckt in einem schweren Dilemma. Einmal braucht er die anderen, aber auf der anderen Seite spürt er auch seine Abhängigkeit. Dann hat er auch oft ein Bedürfnis sich abzugrenzen oder sogar wütend aufzubegehren. Das aber kann er wiederum nicht tun, weil damit ein Verlust an Sicherheit einherginge.

Aus dieser Spannung heraus entstehen nicht nur verbogene Beziehungsmuster zu anderen, sondern auch ständig Angst vor Verlusten und Sorgen über die Zukunft, abwechselnd mit Ohnmacht, Hilflosigkeit, Ärger und Enttäuschung.

▶ Vorschlag:

Analysieren Sie Ihr Verhältnis zu einem Menschen, von dem Sie sich bis zu einem gewissen Grad abhängig fühlen, unter folgenden Gesichtspunkten:

- Welche Bereiche gibt es in meinem Leben, bei denen er/sie eher unwichtig ist?

  ....

- Was kann ich besser als er oder sie?

  ....

- Welche Fehler hat er oder sie?

  ....

- Welche Ansichten, die ich für falsch halte, hat er oder sie?

....

- In welchen Punkten möchte ich ihr/ihm klar und deutlich widersprechen?

Übung

Schließen Sie die Augen, stellen Sie sich eine Situation vor, bei der eine Meinungsverschiedenheit besteht. Sie sagen klar und deutlich Ihre Meinung. Lassen Sie sich unter keinen Umständen davon abhalten. Wie fühlen Sie sich dabei? (Der Coach kann die Rolle des anderen übernehmen.)

- Bearbeiten Sie weitere Situationen auf diese Art

5. Wenn mir etwas Unangenehmes widerfährt, so bin ich selber daran schuld. Hätte ich richtig gehandelt, so hätte ich es verhindern können. Das gilt auch für andere.
Ihre Einschätzung: Ich glaube

☐ fest daran ☐ mittel ☐ gar nicht

▶ Nachteile:
Das Thema der vorschnellen Schuldgefühle bei Misserfolgen oder negativen Entwicklungen ist schon bei unseren Überlegungen aufgetaucht. Im Grunde genommen hängt es mit dem Begriff der Gerechtigkeit zusammen: Es passiert nichts, was nicht wirklich gerecht ist. Wenn Sie ganz fest dieser Ansicht sind, dann halten Sie sich für alles mögliche Negative allein verantwortlich, wie die Mutter für die Schulnoten ihres Sohnes (s. Seite 52). Sie geben sich die Schuld, denn, so meinen Sie, die Welt ist gerecht, und jeder erhält, was er verdient, und verdient, was er erhält. In dieser Richtung führt die falsche Grundannahme zu Versagensängsten, Selbstbeschuldigungen bis hin zur Einbuße jeglicher Selbstachtung.

Aber auch dann, wenn die »Theorie der gerechten Welt« auf andere angewendet wird, wirkt sie sich verheerend und geradezu unmenschlich aus. Jeder bekommt das, was er verdient, heißt es dann. Daraus wird unreflektiert geschlossen, dass vergewaltigte Frauen ihre Vergewaltiger reizten, dass geschlagene Frauen ihre Männer durch Fehlverhalten provozierten, dass arme Menschen ihre Armut selbst verschuldet haben und Kranke ihre Krankheit.

Vorschlag:

Wir haben schon darüber gesprochen, dass Ereignisse meist auf das Zusammenspiel vieler Teilursachen zurückzuführen sind, und Sie erinnern sich an die Übung Seite 55.

Versuchen Sie nochmal sich ein möglichst objektives Bild über die Ursache einiger Ereignisse zu bilden.

Positive Ereignisse, die vor allem durch mich herbeigeführt wurden:

....

....

Positive Ereignisse, bei deren Zustandekommen ich eine sehr geringe oder keine Rolle gespielt haben:

....

....

Negative Ereignisse, die vor allem durch mich herbeigeführt wurden:

....

....

Negative Ereignisse, bei deren Zustandekommen ich eine sehr geringe oder keine Rolle gespielt habe:

....

....

6. Um etwas kämpfen zu wollen, hat keinen Sinn. Entweder etwas funktioniert gleich oder es sollte nicht sein. Entweder jemand tut etwas für mich, oder er lässt es bleiben.

Ihre Einschätzung: Ich glaube

☐ fest daran ☐ mittel ☐ gar nicht

▶ Nachteile:

Im Endeffekt drückt sich in einer solchen Haltung etwas Kindisches – Unreifes aus. Kleinkinder stellen hohe Ansprüche und jedem ihrer Bedürfnisse muss gleich nachgekommen werden. Das bedeutet, dass ihnen jeder Wunsch von den Lippen abgelesen werden muss. Im Idealfall sollen sich die Mütter ständig Gedanken darüber machen, wie sie ihnen zu Diensten sein könnten.

Diese von Allmachtsphantasien und Unersättlichkeit durchtränkte Haltung finden wir im Ansatz noch bei vielen Erwachsenen. Aber dann können wir im Grunde genommen gar nicht von Erwachsenen sprechen. Im Lauf seiner Entwicklung muss nämlich das Kind unter anderen eine wichtige Fähigkeit erwerben: Es muss »arbeitsfähig« werden, d.h. es muss in der Lage sein, Mühe und Kraft zu investieren, um zur Erfüllung seiner Wünsche zu gelangen. Sie werden ihm nicht mehr automatisch erfüllt, in einer Welt, dessen absoluter Mittelpunkt es nicht mehr ist. Der Mensch muss also lernen zu kämpfen, zu fordern, aber auch zu bitten und darin etwas Zumutbares zu sehen, statt sich beleidigt und enttäuscht zurückzuziehen, wenn sich die anderen nicht auf Anhieb seinen Wünschen fügen.

▶ Vorschlag:

Versuchen Sie abzuschätzen, wie realistisch Ansprüche sein können, z.B. an der Arbeitsstelle.

Was ich erwarten kann:

....

....

....

Was ich durch eigene Anstrengungen verändern kann:

....

....

Was ich unter keinen Umständen erwarten darf:

....

....

Beziehung zu Person A:
Was ich erwarten kann:

....

....

Was ich durch eigene Anstrengungen verändern kann:

....

....

Was ich unter keinen Umständen erwarten darf:

....

....

usw.

7. Davon gibt es verschiedene Varianten wie:
Nur die Zeit ist sinnvoll verbracht, in der ich was Nützliches tue. Es ist immer egoistisch, sich nach den eigenen Bedürfnissen zu richten.

Ihre Einschätzung: Ich glaube

☐ fest daran ☐ mittel ☐ gar nicht

▶ Nachteile:
Immer nur der Ernst des Lebens, und das Leben ist nur dann ernst, wenn es anstrengend ist. Eigene Bedürfnisse, die nicht unmittelbar zu einem verwertbaren Ergebnis führen, sind immer suspekt bis verwerflich. Nur keine Zeit verlieren, keine Sekunde nachlassen, sonst droht das ganze Gebäude zusammenzustürzen und die Folge ist das Chaos – so könnte man diese Haltung etwas zugespitzt wiedergeben. Die Folgen davon sind Unruhe, Druck, Gereiztheit, keine Spontaneität, keine Gelassenheit.

Noch eine Variante: Sich nach seinen Bedürfnissen richten heißt, sich gehen lassen. Die Angst, die daraus entsteht, drückt sich folgendermaßen aus:

- Ich würde völlig scheitern an meiner jetzigen Situation, ich kriege jetzt schon nichts mehr auf die Reihe.
- Die anderen würden mich verurteilen.
- Ich könnte mich nicht mehr im Spiegel ansehen.
- Ich würde mich schuldig fühlen.
- Es würde irgendeine Katastrophe passieren.
- Ich hätte keinerlei Halt mehr und wäre zu allem fähig.
- Es ist nicht erlaubt; ich würde mich auf Kosten anderer ausbreiten.

Teilen Sie einige dieser Befürchtungen, wenn es darum geht, zu einigen Bedürfnissen zu stehen, die eigentlich ganz harmlos sind, aber die ein bisschen die tägliche Routine und die innere Ordnung stören? Besonders dann, wenn Wünsche spontan auftreten, gelten sie als suspekt. Es kann dann fälschlicherweise das Gefühl entstehen, man müsse sich nun entscheiden zwischen Anstand und Zügellosigkeit.

▶ **Vorschlag:**

Übung

Versuchen Sie doch einmal eine ganz einfache Übung. Sie beschließen, wenn Sie sich einmal besonders müde und abgespannt fühlen, den halben Tag im Bett zu bleiben, Verpflichtungen hin, Verpflichtungen her. Sagen Sie sich vorher konsequent: Jetzt bleibst du liegen und stehst nicht gleich auf, auch wenn die »Du-musst-Gedanken« kommen. Sie werden feststellen, es ist gar nicht so leicht, aber halten Sie es aus. Am Anfang werden Sie vielleicht unruhig, und es entsteht ein starker Drang, das Leben wieder »in Ordnung« zu bringen, indem Sie sich der täglichen Routine fügen. Vielleicht können Sie die eben getroffene Entscheidung nicht mehr akzeptieren. Sie kommt Ihnen gar albern, unsinnig oder unmöglich vor. Bleiben Sie trotzdem dabei: Du machst nichts ! Akzeptieren Sie die Druckgedanken und halten Sie sie aus. Sie bekämpfen sie nicht, geben ihnen aber auch nicht nach. Irgendwann wird der Druck geringer, Sie werden ruhiger und entspannter und spüren, dass Sie einem wirklichen Bedürfnis nachgegeben haben, das Sie auch mal ernster nehmen können, als das, was »die Welt« so Tag für Tag von Ihnen fordert.

Verabschieden wir uns nun von den schrecklichen Sieben. Übrigens, ich hoffe, Sie haben sich dabei von einigen Einstellungen und Meinungen distanzieren können, die Ihren Plänen sicherlich nicht förderlich wären. Aber wir sollten solche »Grundpfeiler« einer falschen Lebensphilosophie stets im Auge behalten, damit wir nicht doch immer wieder auf sie hereinfallen.

Sechster Schritt: Mit Überholtem aufräumen: Außen

Ausgangslage: Jede seelische Krise ist auch unter dem Aspekt eines gestörten Kräfteverhältnisses zu sehen. Oft gehen ihr Veränderungen voraus, die zweierlei bedeuten können. Einmal sind häufig Ereignisse erfolgt, die wir als Verlust von positiven Kraftquellen interpretieren können. Jemand hat z. B. unser Leben verlassen, mit dem wir viele schöne Stunden verbracht haben, und der uns emotional auch öfter gestützt hat. In einem solchen Fall haben wir es, bezogen auf unsere Kräfte, mit »verminderten Einnahmen« zu tun. Andere Ereignisse, die an der Entstehung einer Krise beteiligt sind, können wir am besten als »vermehrter Stress« interpretieren. So mag es z.B. häufiger Streitigkeiten in einer Partnerschaft geben oder neue beträchtliche berufliche Belastungen durch Veränderungen am Arbeitsplatz. Solche Situationen sind sehr »kostspielig« in dem Sinne, dass wir sehr viel Mühe und Anstrengungen investieren müssen, um sie einigermaßen unter Kontrolle zu halten. Dabei kann es sich um »Arbeit« im engeren Sinne, aber auch um Sorgen, Ängste und Grübeleien handeln, die ebenfalls sehr viel psychische Energie verschlingen. In diesem zweiten Fall haben wir es, bezogen auf unsere Kräfte, mit »vermehrten« Ausgaben zu tun. Sinken die Einnahmen zu stark und steigen die Ausgaben auch noch dabei, so kann schließlich die Bilanz unserer Kräfte dermaßen gestört sein, dass es zu einem inneren »Alarmsignal« kommt – zu einer emotionalen Krise. Dann müssen wir handeln.

Aber bevor wir uns endgültig der Zukunft zuwenden, wollen wir wiederum nach Überholtem Ausschau halten, wie beim bisherigen Schritt, aber diesmal in unserer Umgebung. Wir tun das mit dem klaren Ziel, Energie und Kräfte einzusparen, die wir recht gut anderswo brauchen können – da, wo wir sie gewinnbringender investieren können. Wir werden dabei wieder mit einfacheren Dingen anfangen, und dann zu etwas komplexeren fortschreiten.

Unerledigtes abbauen

Es gibt Sachen, Kleinigkeiten auf den ersten Blick, die sich als monströse Energiefresser entpuppen, wenn wir ihrer Auswirkung auf uns genauer nachspüren. Was ist damit gemeint? Es geht um Unerledigtes jeglicher Art. Was das bedeutet, will ich anhand eines Beispiels des großen französischen Psychologen Pierre Janet aufzeigen. Er schreibt:

»Ich habe einen unangenehmen Brief erhalten, der eine heikle und schwierige Antwort erforderlich macht. Ich lasse mir meine Antwort durch den Kopf gehen, und in meiner Vorstellung ist sie fast fertig. Aber ich habe nicht den Mut, sie gleich zu Papier zu bringen, und so lasse ich den Brief auf meinem Schreibtisch liegen. Von dem Moment an ist es mir unmöglich, mich an meinen Schreibtisch zu setzen, daran vorbeizugehen oder sogar das Zimmer zu betreten, ohne diesen Brief wahrzunehmen, seine Gegenwart zu spüren und hundertmal wieder damit anzufangen, an meiner Antwort herumzubasteln. Gleich zu Beginn hätte ich den Brief in zehn Minuten geschrieben. Wenn ich all die Zeit zusammenzähle, die ich damit verschwendet habe, in der Vorstellung meine Antwort zustande zu bringen, wenn ich alle meine gescheiterten Versuche und alle Emotionen, die damit einhergingen, addiere, so kommen Stunde um Stunde einer äußerst mühseligen Arbeit zusammen. Es ist daher nicht weiter verwunderlich, dass ich nach einigen Tagen völlig erschöpft bin aufgrund dieses verdammten Briefes, den ich nicht gleich geschrieben habe.«

Der Kräfteverschleiß, den solche vermeintliche Kleinigkeiten verursachen, kann riesengroß sein. Ein unangenehmes Telefonat ist nicht geführt worden, mehrere Belege, die notwendig sind, um die Steuererklärung abzuschließen, müssen aus Papierbergen herausgesucht werden, ein kleines Wort in einer bestimmten Angelegenheit ist noch nicht gesprochen worden, ein Zimmer ist nicht aufgeräumt – und diese Dinge erweisen sich als innere Brandherde, die immer wieder unseren so kostbaren Sauerstoff unnütz aufbrauchen. Überholt sind solche Angelegenheiten deshalb, weil sie uns eigentlich nicht mehr beschäftigen sollten – aber nur dann, wenn wir sie zur rechten Zeit erledigt hätten. Das müssen wir nun nachholen. Ich schlage Ihnen folgende Vorgehensweise vor:

- Machen Sie als erstes eine Liste von Dingen, bei denen Sie erleichtert wären, wenn Sie sie »vom Tisch« hätten.

....

....

Setzen Sie Prioritäten. Sie können nicht alles auf einmal angehen. Es gibt zwei wichtige Gesichtspunkte, nach denen Sie die einzelnen Punkte Ihrer Liste beurteilen sollten:

- die Dringlichkeit:

Die Angelegenheit ist ☐ eher dringlich ☐ nicht so dringlich

- der Schwierigkeitsgrad:

Er ergibt sich bei den aufgelisteten Angelegenheiten z. B. aus der Mühe, die eingesetzt werden muss, ob Vorbereitungen getroffen werden müssen oder nicht, ob andere Personen mitwirken müssen oder nicht, und dergleichen. Stufen Sie die einzelnen Punkte ein nach:

☐ eher einfach ☐ eher schwierig

Je nach den Einstufungen, die Sie vorgenommen haben, können Sie nun die Prioritäten abschätzen, d. h. Sie bestimmen die Angelegenheiten, die Sie als Erstes angehen und erledigen wollen.

Am günstigsten ist es, wenn Sie mit solchen anfangen, die dringlich, aber auch eher einfach sind. Komplizierte Angelegenheiten verlangen mehr Planung, damit werden wir uns später beschäftigen.

- Legen Sie genau fest, was Sie als erstes angehen wollen.

- Wählen Sie einen konkreten Zeitpunkt dafür aus. Er sollte so gewählt sein, dass möglichst wenig Störfaktoren dabei zu erwarten sind (z.B. nicht dann, wenn die Kinder aus der Schule kommen oder spät am Abend, wenn Sie schon müde sind).

- Verschaffen Sie sich, bevor Sie anfangen, in Ruhe innerlich einen Überblick über die einzelnen Schritte, die durchzuführen sind. Fragen Sie sich, ob die Voraussetzungen gegeben sind, die jeweils notwendig sind, um anzufangen (so brauchen Sie z. B. einige Formulare, für anderes benötigen Sie noch Informationen).

- Fallen Ihnen bei Ihrem Überblick noch eventuelle Schwierigkeiten ein, so überlegen Sie, wie Sie sie überwinden können.

- Denken Sie zwischendurch immer wieder daran, wieviel Energie und wieviel »Nerven« Sie sparen werden, wenn die Sache erledigt ist, welche Erleichterung Sie verspüren werden, wenn sie endlich vom Tisch ist.

- Wenn Sie auf die Art vorgehen, werden Sie merken, dass Ihr Mut unangenehme Dinge anzupacken, langsam wächst und dass Sie sich zunehmend sicherer und leistungsfähiger dabei fühlen. Wenn Ihnen etwas nicht auf Anhieb gelingt, so geben Sie nicht auf, und denken Sie daran, was Sie schon geschafft haben. Mit schwierigeren Sachen können Sie sich später beschäftigen. Bei jeder Sache aber, die Sie erledigt haben, merken Sie, wie Ihr Kopf freier und Ihre Freude am Leben größer wird.

Überwinden Sie eventuelle Lebensblockaden

Sehr häufig erleben Menschen in der Krise, dass sie an einer Sache »festsitzen«, in einer Art, die sie viel Kraft kostet und unter Umständen ihre gesamten Zukunftsaussichten blockiert. Es kann sich dabei durchaus um Situationen handeln, von denen Sie wissen, dass sie keine echte Perspektive mehr bieten. Dennoch sind Sie nicht dazu in der Lage, sie durch einen »Verzicht« zu beenden. Die Einsicht, dass nichts mehr aus der Sache werden kann, ist schon vorhanden, aber Sie drücken sich davor, den Schlusspunkt zu setzen, weil dann alles »endgültig« wäre und es kein Zurück mehr gibt.

Hier ein Beispiel: Frau Menge trug sich viele Monate mit dem Gedanken, mit der Leitung ihrer Firma darüber zu verhandeln, ob sie die ihr neu übertragenen beruflichen Aufgaben nicht zumindest teilweise abgeben könnte. Sie hatte die Erfahrung gemacht, dass sie ihr viel Schwierigkeiten bereiteten und wesentlich zur Entwicklung ihrer Krise beigetragen hatten. Sie war auch bereit, eventuelle finanzielle Einbußen dafür in Kauf zu nehmen. Gefühlsmäßig tendierte sie sehr stark dazu. Sie verspürte aber auf der anderen Seite ein großes Pflichtbewusstsein und die Angst, sich dadurch vor den anderen zu blamieren. So ging es über Wochen und Monate. Frau Menge wurde immer unruhiger und fühlte sich immer unwohler.

Eine solche Situation kann man als »Lebensblockade« bezeichnen: Jemand »sitzt fest« an einer Entscheidung, an etwas Unerledigtem. Die Weiterentwicklung des gesamten psychischen Lebens wird gestoppt durch ein Hindernis, das unüberwindlich erscheint und gegen das sich die inneren Kräfte abnützen. Das Ergebnis sind ständige Grübeleien, Unruhe und Angst bis hin zu Niedergeschlagenheit und Erschöpfung.

Die gelegentlich vertretene Auffassung, Menschen in einer Krise sollten keine lebenswichtigen Entscheidungen treffen, bis sie aus dem Gröbsten heraus sind, scheint in einem solchen Zusammenhang geradezu lebensfremd. Es kommt gerade darauf an, die entsprechende Entscheidung zu treffen und die daraus folgende Aktion zu ermöglichen, damit das Hindernis überwunden werden kann.

Check

Wie lösen Sie die Blockade?

Ich habe den Eindruck, an Folgendem „festzusitzen“:

....

....

Weiß ich bei jeder der eben aufgelisteten Angelegenheiten, was ich eigentlich tun will?
Wenn ja, was?

....

....

Wenn nein, welche weiteren Entscheidungshilfen kann ich mir beschaffen?

....

....

Was macht es mir so schwer, jetzt zu handeln?

....

....

Fühle ich mich in der Lage, jetzt zu handeln? Wenn ja, wie?

....

....

Benötige ich Hilfen dabei, etwa von bestimmten Personen? Wenn ja, welche?

....

....

Wenn ich jetzt nicht handeln kann, will ich die Angelegenheit vertagen, aber nicht aus den Augen verlieren?

....

....

Ermüdende Menschen

Wir haben eben gesehen, wie Frau Menge sich eine große Erleichterung dadurch verschaffen konnte, dass sie sich aus einer bestimmten Arbeitssituation befreite, von der sie vorwiegend Belastungen erwartete, die nicht in ihren Lebensentwurf passten. Sich aus kräftezehrenden, eigentlich überholten Situationen zu befreien, kann eine wichtige Maßnahme sein. Doch nun zu etwas, was noch wichtiger ist.

Wir stellen oft mit großem Erstaunen fest, welchen Einfluss bestimmte Menschen auf uns haben, im Guten wie im Schlechten, auch dann, wenn wir ihnen nur kurz begegnen. Nach einem Drei-Minuten-Gespräch mit jemandem sind Sie wie ausgewechselt. Kurz davor waren Sie noch abgeschlafft, lustlos und gereizt. Danach ist das alles von Ihnen gewichen. Voller Elan geht der Tag weiter, die Müdigkeit ist weg und alle trüben Gedanken haben sich verflüchtigt.

Nach dem Umgang mit einem anderen Menschen sieht auch alles ganz anders aus, aber im Negativen. Vorher ging es Ihnen gut, nun sind Sie geradezu erschöpft. Die »Muskelarbeit«, die Sie im Umgang mit ihm leisten mussten, war lächerlich gering. Aber offenbar verlieren wir nicht nur unsere Kräfte durch Holzhacken und Ähnliches. Auch Seelisches hat seinen Preis und kostet Kraft, wir können es fast jeden Tag aufs Neue feststellen, besonders im Umgang mit bestimmten Menschen.

Was ist daran so aufwendig? Durch ihre Art zwingen sie uns zu komplizierten Reaktionen. Wir müssen ständig darüber nachdenken, wie wir uns verhalten sollen. Wir dürfen sie nicht kränken (und sie sind sehr schnell gekränkt), nicht beleidigen, nicht verprellen, nicht langweilen, nicht irritieren. Nichts ist einfach im Umgang mit ihnen. Bei anderen müssen wir ständig darüber nachdenken, wie wir uns verhalten können, um unsere eigene Haut zu retten. Sie lauern uns auf, stürzen sich auf den geringsten Fehler oder sie versuchen uns ständig in die Pfanne zu hauen. Wir müssen sehr auf der Hut sein, weil sie in einer Art mit uns umgehen, die uns nur Schwierigkeiten bereitet. Doch meist geschieht das angeblich auch noch zu unserem Besten, und das macht es nur noch viel schlimmer.

Beide Sorten haben etwas gemeinsam. Der Gefühlsaufwand, den sie uns abverlangen, ist zu groß. Kurzum, sie kosten uns zu viel Kraft. Dabei wirkt der Umgang mit ihnen zeitlich nach, sie lassen uns zurück in Anspannung und dabei oft noch mit einem schlechten Gewissen. Schon der bloße Gedanke an sie lässt uns manchmal aus der Fassung geraten. Sie hinterlassen Ärger, Frustration und fast immer einen Zustand der Ermüdung, der weit über das hinausgeht, was wir investieren wollten.

Ich habe sie deshalb »ermüdende Menschen« genannt. Dadurch ist kein endgültiges abwertendes Urteil über den Menschen gesprochen. Ich schildere lediglich die Folgen, die der Umgang mit ihnen für uns hat. Dabei sind die, die uns am gefährlichsten werden können, Menschen mit einem »hohen chronischen Ermüdungswert«. Sie kosten uns viel Kraft. Auf der anderen Seite bringen sie uns wenig ein und wir sind auch noch viel zu häufig mit ihnen konfrontiert.

▶ Nun denken Sie über Ihre eigene Situation nach.

Ermüdende Menschen in meinem Leben sind:

1. ....

2. ....

3. ....

Welche Eigenarten, Verhaltensweisen usw. haben sie, die mich ganz besonders viel Kraft kosten?

....

....

Was ich Positives an ihnen finde:

....

....

Welche Schlüsse ziehe ich daraus:

....

....

Welche Maßnahmen im Umgang mit ihnen kann ich ergreifen, um Kraft zu sparen:

....

....

Es geht also darum, den Einfluss, den bestimmte Menschen auf uns haben, besser einzuschätzen und einiges zu verändern. Es gibt sicher den einen oder anderen, mit dem wir sparsamer umgehen oder es sogar ganz lassen sollten. Bei anderen Menschen haben wir die Möglichkeit, die Bilanz unserer Kräfte im Umgang mit ihnen zu verbessern. (Solch ein Mensch könnte unser Coach werden. Mehr dazu S. 132 f.) Wir wollen die Situation so verändern, dass wir mehr seelische Einnahmen und weniger Ausgaben haben, im Interesse unserer seelischen Gesundheit.

Das alles ist nicht als Börsenspiel gedacht, sondern als ganz legitime und manchmal lebensnotwendige Maßnahme, im Interesse unserer seelischen Gesundheit.

Siebter Schritt: Planen und Wollen

● **Ausgangslage:** Eine emotionale Krise ist eine Art Alarmreaktion. Es sind Dinge passiert, die uns irgendwie aus der Bahn geworfen haben und die bisherige Routine reicht nicht mehr aus, um die Situation zu bewältigen. Die starken emotionalen Reaktionen unterbrechen dann auch die gewohnten Abläufe und beschwören zwei entgegengesetzte, aber gleich gravierende Gefahren herauf. Die eine hat mit Stillstand zu tun. Das Leben stagniert und Unsicherheit macht sich breit. Man sitzt fest und unternimmt kaum noch etwas, das die Lage zum Positiven verändern könnte. Die andere Gefahr resultiert aus einem wilden

Aktionismus, in der unkoordinierte, oft widersprüchliche Handlungen erfolgen. Sie sind zwar von großen Gefühlen getragen, aber führen zu keinem verlässlichen Ergebnis. Wir wollen einen zum Ziel führenden Mittelweg weitergehen.

Nach einer inneren Bestandsaufnahme haben wir uns mit der Vergangenheit auseinandergesetzt, und, so gut es geht, versöhnt. Dann folgte ein erster Lebensentwurf für die Zukunft und schließlich eine Aktion. Diese ist darauf ausgelegt, innere und äußere Momente abzubauen, die zu einer unnützen Kräftevergeudung führen würden. Nun wollen wir unseren Zukunftsentwurf konkretisieren und anfangen zu planen.

Was heißt Planung?

»Ja, mach nur einen Plan, sei nur ein großes Licht! Und mach dann noch 'nen zweiten Plan, gehn tun sie beide nicht«, lässt Brecht den Bettlerkönig in der Drei-Groschen-Oper spotten. Er ist nicht der einzige, der **Vorurteile** gegen alles hat, was mit planen zusammenhängt.

Die beliebtesten sind: Pläne sind überflüssig, weil alles meist doch anders kommt, und dann war alles Planen umsonst. Pläne legen einen fest und ersticken dadurch jegliche Kreativität. Wenn wir »spontan« handeln, folgen wir mehr unseren Gefühlen, Pläne sind letztlich bloß eine Sache des Verstandes. Ein »verplantes« Leben ist ein entfremdetes Leben. Planen heißt, den Gegebenheiten Rechnung tragen, d. h. letztlich sich immer wieder nur anzupassen.

Doch bevor wir jenseits aller Vorurteile den positiven Stellenwert von Plänen untersuchen, sollten wir erst einmal festhalten, was darunter zu verstehen ist.

▶ Pläne dienen zur Festlegung der zeitlichen Abfolge von Handlungen. Sie geben Antwort auf die sogenannten »W-Fragen«:

- Was soll geschehen? Durch Pläne werden die Ziele festgelegt, die man erreichen will.
- Wie soll es geschehen? Pläne zeigen, welche Handlungen am besten geeignet sind, um die Ziele zu erreichen.

- Wann soll etwas geschehen? Pläne sollen darüber Auskunft geben, wann der günstigste Zeitpunkt für die Ausführung der einzelnen Handlungen ist.
- Wo soll etwas geschehen? Pläne sollen angeben, in welchen Situationen die Bedingungen am günstigsten sind, um die Ziele zu erreichen. So definiert und vorurteilslos betrachtet, ist Planen untrennbar mit allem Lebendigen verbunden. Vernünftig zu planen, bringt eine Reihe von entscheidenden Vorteilen mit sich:
- Pläne helfen uns, unser alltägliches Verhalten in einen sinnvollen Zusammenhang mit unseren Lebenszielen zu bringen.Viele unserer Tätigkeiten sind mühsam und uninteressant, ja oft ausgesprochen unangenehm. Ein Musterbeispiel dafür ist das Zusammensuchen von Quittungen über Ausgaben des letzten Jahres. Wenn wir aber ein wichtiges Ziel haben, z.B. uns viele Belastungen vom Hals zu schaffen, um wieder ein befreites und produktives Leben zu führen, so bekommt die Tätigkeit »Belege suchen« einen klaren Stellenwert. Das Oberziel ist dann ein schönes Leben führen zu können, ein Teilziel ist, sich Unerledigtes vom Hals zu schaffen, wie z.B. die Steuererklärung, und ein wichtiges Zwischenziel auf dem Weg dorthin ist das Belege suchen. Auf die Art bekommt das, was auf den ersten Blick nur mühsam ist, einen Sinn, aber nur dann, wenn es Teil eines Planes ist, um ein wichtiges Ziel zu erreichen.
- Pläne haben einen entlastenden Charakter.
  Besonders in schweren Zeiten wie in Krisenzeiten geben uns Pläne, die wir gemacht haben, eine innere Struktur, an der wir uns festhalten können, und dadurch mehr Selbstvertrauen. Sie dienen auch dazu, unser Gedächtnis zu entlasten. Was wir einmal festgelegt haben, müssen wir nicht ständig neu überdenken.
- Pläne stützen uns dadurch, dass sie einen verpflichtenden Charakter haben. Wenn wir einen Plan gemacht haben, um ein Ziel zu erreichen, sind wir uns dadurch selber im Wort. Wir können uns darauf berufen und auf die Art besser Schwierigkeiten und Phasen der Unlust überwinden. Wenn wir unsere Pläne anderen Menschen mitteilen, so haben wir

uns auch ihnen gegenüber festgelegt. Auch dadurch können unsere Bemühungen ausdauernder und stabiler werden.

- Wenn wir Pläne schmieden, beziehen wir uns auf die Zukunft. Dadurch wird es möglich, die einseitige Fixierung auf eine problemreiche Vergangenheit und auf eine nicht zufriedenstellende Gegenwart aufzubrechen. In ein Leben, das erstarrt zu sein schien, gerät wieder Bewegung.

Check

Haben Sie Planungsdefizite?

Beantworten Sie bitte die folgenden Fragen:

	Ja	Nein
• Ich stelle kaum noch Überlegungen über die Zukunft an, weil doch alles anders kommt.		
• Ich zögere immerzu und komme nicht in Gang.		
• Ich kann mich nicht entscheiden, was ich machen soll.		
• Wenn ich mir etwas vornehme, und es klappt nicht, dann bin ich noch frustrierter als zuvor, also fange ich erst gar nicht an.		
• Ich habe das Gefühl, irgendwie festzusitzen.		
• Man sollte nur im Hier und Jetzt leben und sich nicht groß mit der Zukunft beschäftigen.		
• Einfach aus dem Gefühl heraus handeln, das ist das einzig Wahre.		

Wenn Sie mehrere dieser Fragen mit »Ja« beantwortet haben, dann sind für Sie die folgenden Überlegungen besonders wichtig.

Erste Pläne für mehr kurzfristige Ziele

Dadurch soll Folgendes bewirkt werden: Es geht im Wesentlichen um erste, wenn auch kleine Erfolgserlebnisse. Sie sollen dazu beitragen, Ihre Stimmung zu verbessern. Sie sollten sich dabei wieder mehr auf die Zukunft ausrichten und dabei das Gefühl bekommen, dass Sie sich in einem Aufbruch befinden. Komplexere Angelegenheiten, eventuell solche, die eine große Rolle bei der Entstehung einer Krise gespielt haben und längerfristiger Maßnahmen bedürfen, müssen nicht unbedingt an dieser Stelle angegangen werden.

▶ Regeln bei der Zielauswahl

- Die Ziele sollten nicht mehr Anstrengungen erfordern, als es Ihr momentaner Zustand erlaubt, denn die Erfolgswahrscheinlichkeit sollte hoch sein. Ein großer Fehler ist es, den Anspruch danach auszurichten, was in krisenfreien Zeiten ohne weiteres möglich ist.
- Das Ziel sollte einen unmittelbar spürbaren und persönlichen Nutzen haben oder mit einem angenehmen Zustand verknüpft sein.
- Ziele sollten sehr konkret festgelegt werden.
- Die Erreichung des Zieles sollte in relativ kurzer Zeit möglich sein. Ein Ergebnis sollte möglichst am selben Tag oder kurz danach spürbar sein.
- Damit der Sinn der einzelnen Ziele deutlich wird, sollten sie mit übergeordneten Zielen im Sinne von wichtigen Lebenszielen in Zusammenhang stehen.

Beispiel eines Planes: Frau Wagner will sich etwas Gutes tun

Bei dem Versuch, ihre aktuellen Bedürfnisse festzuhalten, hatte Frau Wagner (s. Seite 68) als einen der grundlegendsten den Wunsch nach Erholung und körperlichem Wohlbefinden gefunden. Nun ging sie folgendermaßen vor:

1. Frau Wagner, die ihr Leben lang eigene Bedürfnisse nur dann so richtig gelten ließ und bereit war ihnen nachzugehen, wenn sie ihr einen hohen Sinn zu haben schienen, stellte diese Überlegungen an: Es geht mir dabei nicht um eine egoistische Nabelschau oder darum, mich bloß zu verwöhnen, sondern ich will dadurch etwas erreichen. Je wohler und fitter ich mich körper-

lich fühle, desto besser wird meine Stimmung und desto schneller komme ich wieder zu Kräften. Das wird mich in die Lage versetzen, längerfristige und schwierige Dinge anzupacken, die notwendig sind, um mein Leben und das meines Mannes wieder in Ordnung zu bringen. Dadurch, dass ich mich wieder intensiver um mich und um meinen Körper kümmere, komme ich mir selber wieder näher – auch ein Fortschritt, der mich weiter motiviert. (Wenn für Sie körperliches Wohlbefinden allein es schon wert ist, sich dafür einzusetzen, so ist das wahrlich kein Fehler!)

2. Damit war die Frage, was soll geschehen, geklärt. Als nächstes musste geklärt werden: Wie soll es geschehen? Sie listete eine ganze Anzahl von Möglichkeiten auf, zuerst ohne sie zu werten oder kritisch zu beurteilen. Es waren: Spazierengehen, Joggen, Anschaffen eines Hometrainers, Gymnastik zu Hause nach Video, Besuch eines Fitness-Studios, Eintritt in einen Sportverein, Fahrrad fahren, Sportpartner per Anzeige suchen, wieder regelmäßige Besuche bei ihrer Kosmetikerin.

3. Dann begann sie die einzelnen Möglichkeiten, die ihr eingefallen waren, der Reihe nach einzuordnen, nach folgenden Gesichtspunkten:

- unmittelbar durchführbar (+) – verlangt längere Vorbereitungen (–)
- erscheint mir attraktiv (+) – erscheint mir wenig attraktiv (–)
- erwarte dabei kaum Schwierigkeiten (+) – führt zu möglichen Problemen und Schwierigkeiten (–)
- Auf die Art war es möglich, die einzelnen Vorschläge zu gewichten. Es ergab sich folgendes Bild:
  Spazierengehen + + +
  Joggen + – –
  Hometrainer + + +
  Gymnastik n. V. + – +
  Fitness-Studio + – +
  Sportverein – – –
  Fahrrad fahren +++
  Anzeige – – –
  Kosmetikerin + + +

Frau Wagner kam bei ihrer Einschätzung relativ schnell zu einem sicheren Urteil, doch an der einen oder anderen Stelle gab es Zweifel. So dachte sie z. B. am Anfang, sie müsse mehr »unter Menschen« gehen, um aus ihrer Krise herauszugeraten und meinte deshalb, der Besuch in einem Fitness-Studio sei für sie geradezu Pflicht. Doch auf der anderen Seite spürte sie eine Art inneren Widerstand dagegen. Um ein klares Bild zu gewinnen, ging sie folgendermaßen vor: Sie wusste ja aus dem Fernsehen und aus Erzählungen, wie es in einem solchen Studio aussah. Sie stellte sich selber in einem solchen Ambiente vor, inmitten meist junger Frauen, die an Geräten trainieren. Wie wirst du dich dabei wohl fühlen, fragte sie sich, was wirst du denken, wirst du Lust haben, lange zu bleiben oder wärst du am liebsten ganz schnell wieder draußen.... Nach kurzer Zeit war die Entscheidung gefallen: Da gehe ich nicht hin, das ist nichts für mich, unter keinen Umständen.

Ihr Bedürfnis nach Kontakt zu anderen wollte sie dennoch aufrecht erhalten, aber es sollte nicht mit dem Bedürfnis nach Körpertraining vermischt werden. Es war viel vernünftiger, ihre Kontaktbedürfnisse an anderer Stelle zu erfüllen.

▶ Vorläufige Auswahl und Wochenplan
Frau Wagner entschied sich für Spazierengehen, Fahrrad fahren, Anschaffen eines Hometrainers für verregnete Tage und für den regelmäßigen Besuch bei ihrer früheren Kosmetikerin. Dann stellte sie Überlegungen darüber an, auf welche Art sie diese Aktivitäten in eine für sie typische Woche einplanen konnte. Sie ließ sich dabei von folgenden Gesichtspunkten leiten:

▶ Keine Überforderung, d. h. nicht zu viel sportliche Aktivitäten hintereinander, sonst tritt sehr schnell Übermüdung auf und ein anderes Phänomen, das weniger bekannt ist, nämlich Sättigung. Sättigung tritt dann auf, wenn zu lange hintereinander Tätigkeiten ausgeführt werden, die sich sehr ähnlich sind. Es kommt dann zu allerlei »Symptomen« wie Unlust, schlechte Laune, Unzufriedenheit und schließlich kann es zu einem »Zusammenbruch« der entsprechenden Tätigkeit kommen. Sie erscheint uns dann außerordentlich unangenehm, ja bisweilen ausgesprochen

»sinnlos«. Sättigung lässt sich am besten dadurch vermeiden, dass Tätigkeiten sich abwechseln, die möglichst wenig Ähnlichkeit miteinander haben. Also z.B. körperliche Betätigung und dann ein nettes Gespräch, Haushaltsarbeit und dann Lesen, Formulare ausfüllen und dann gute Musik hören, usw.

▶ Kein Pflichtprogramm
Bei ihrer Wochenplanung ließ sie sich vor allem auch von dem Wunsch leiten, möglichst viel Spaß bei ihren Aktivitäten zu haben. Sie achtete also darauf, Langeweile und selbst auferlegten Druck zu vermeiden. Es ging darum, sich allmählich aufzubauen und nicht darum, sich in ein Aktivitätenkorsett zu zwingen, das ihr die Luft eher nimmt, als dass es ihr Energie und Lebensfreude verschafft.

▶ Vorwegnahme von möglichen Schwierigkeiten bei der Ausführung
Sie überlegte, ob irgendwelche Probleme bei ihrem neuen Aktivitätenprogramm auftreten könnten. Die Kosmetikerin könnte sie fragen: Wo waren Sie die ganze Zeit? Und sie legte sich eine höfliche, aber distanzierte Antwort zurecht. Weiter fiel ihr ein, dass sie eventuell doch noch von Selbstzweifeln geplagt werden könnte, wie: »Wozu machst du denn das alles? Dadurch kannst du die Zeit doch nicht zurückdrehen, du bist zu alt um neu zu beginnen, usw.« Sie beschloss, energisch mit solchen Selbstzweifeln umzugehen und sich immer wieder an die selbst übernommene Verpflichtung zur Veränderung zu erinnern.

▶ Fortschritte
Frau Wagner nahm sich vor, für kleine Fortschritte sehr aufmerksam zu werden, ja geradezu danach Ausschau zu halten. Sie dachte dabei an eine Verbesserung ihrer Kondition, an Stimmungsaufhellungen, an positive Gedanken gegenüber der Zukunft, usw. Werden solche kleinen Erfolgserlebnisse zu wenig beachtet, so kann es schnell zu Entmutigung und Resignation kommen.

▶ Flexibilität
Frau Wagner beschloss, in ihrer weiteren Planung flexibel zu bleiben. Sie wollte sich an die erste Fassung ihres Planes drei Wo-

chen lang halten, um dann eine Zwischenauswertung vorzunehmen: »Wie ist es mir bekommen? Will ich das so weitermachen oder ist es sinnvoll, Veränderungen vorzunehmen?« So blieb sie trotz aller Konsequenz flexibel und war für Verbesserungen offen.

Übung

Und nun halten Sie Ihre eigenen Pläne fest.

Eher kurzfristige Planung

Ziel 1	Ziel 2	Ziel 3
....	....	....
....	....	....
Maßnahmen	Maßnahmen	Maßnahmen
....	....	....
....	....	....
evtl. Schwierigkeiten	evtl. Schwierigkeiten	evtl. Schwierigkeiten
....	....	....
....	....	....
Kommentar	Kommentar	Kommentar
....	....	....
....	....	....

Eher längerfristige Planung

Ziel 1	Ziel 2	Ziel 3
....	....	....
....	....	....
Maßnahmen	Maßnahmen	Maßnahmen
....	....	....
....	....	....
evtl. Schwierigkeiten	evtl. Schwierigkeiten	evtl. Schwierigkeiten
....	....	....
....	....	....
Kommentar	Kommentar	Kommentar
....	....	....
....	....	....

Wollen

Sie erfahren Ihren Willen dann, wenn Sie ein Ziel erreichen möchten und dabei Hindernisse und Widerstände überwinden müssen. Wenn jemand sich sagt: Ich möchte unbedingt abnehmen, so hat er ein oder mehrere Motive dafür, wie: gesünder leben, besser aussehen, jemandem gefallen und Ähnliches mehr. Aber wenn Sie nicht ganz naiv an die Sache herangehen, so wissen Sie: Ich werde mit vielen täglichen Situationen konfrontiert werden, wo ich mich um meines Zieles willen für etwas entscheiden muss, was mir in dem Moment gar nicht passt. Ich muss das Frühstück reduzieren, auf Kuchen verzichten, bei der Freundin, die immer so viel auftischt, »Nein« sagen usw. Sie werden sich also oftmals geradezu anstrengen müssen, Versuchungen widerstehen und sich selber überwinden, wenn Sie Ihrem Vorsatz treu bleiben wollen. Das, was wir dazu benötigen, nennen wir den Willen oder das Wollen.

Wollen setzt sich aus zwei Hauptteilen zusammen. Einmal geht es um eine Entscheidung, einen bestimmten Weg einzuschlagen und zweitens um die Anstrengung, die ich aufbringen muss, wenn sich mir Hindernisse in den Weg stellen. Dazu bedarf es innerer Kräfte, über die wir im nächsten Schritt sprechen werden. Doch jetzt noch ein paar Bemerkungen zum Begriff der Entscheidung.

Entscheidungen und Entschlüsse

Bevor wir uns entscheiden, machen wir uns in der Regel Gedanken darüber, was unter den gegebenen Umständen das Beste für uns ist. Wir bewerten die einzelnen Möglichkeiten und suchen die geeignetsten aus. So gesehen scheint es relativ einfach zu sein, sich zu entscheiden. Können Sie das aus Ihrer Vergangenheit und Gegenwart bestätigen? Nein, sicher nicht. Sie werden zugeben, dass es oft sehr schwierig ist, sich zu entscheiden. Das scheint mir deshalb der Fall zu sein, weil es dabei eine Reihe von typischen Fallen gibt. Die wichtigsten sind:

- Wir definieren unser Ziel nicht klar genug.
- Wir wollen uns immer noch stärker absichern und ziehen eine Entscheidung endlos hinaus, statt uns damit abzufinden, dass wir uns nie ganz absichern können.
- Wir suchen nach einer Möglichkeit, die nur Vorteile und keinen einzigen Nachteil hat. So etwas gibt es so gut wie nie im Leben.
- Wir treffen Entscheidungen nur halbherzig und stehen nicht voll dahinter. Das führt u. a. dazu, dass, sobald wir uns festgelegt haben, wieder tausend Zweifel auftreten.
- Wir haben uns zwar scheinbar entschieden, aber dabei bleibt es dann auch. Es folgen keine Taten, vor allem nicht der erste

Schritt. Deshalb haben wir nur dann eine solide Basis für unser weiteres Handeln, wenn wir richtiggehend Entschlüsse fassen. Ein Entschluss lässt sich wiedergeben mit einem Satz, der beginnt mit den Worten: »Ich will wirklich.«

Übung

Im Folgenden wollen wir ein kleines Training zum Entschlüsse fassen durchführen. Ergänzen Sie bitte die folgenden Sätze. Aber nur mit Inhalten, zu denen Sie dann auch hundertprozentig stehen und zu denen Sie sich selbst verpflichten. Vergessen Sie auch nicht, dass nur ganz konkrete Vorsätze eine Chance haben, auch in die Tat umgesetzt zu werden.

Ich fühle mich manchmal überfordert und will wirklich …

An meiner Arbeitsstelle will ich wirklich …

Nächstes Wochenende will ich wirklich …

In den nächsten Ferien will ich wirklich …

Der (dem) A (   ) sag ich bei der nächsten Gelegenheit: »Ich will wirklich …«

Der (dem) B (   ) sag ich bei der nächsten Gelegenheit: »Ich will wirklich …«

Dem (der) C (   ) sag ich bei der nächsten Gelegenheit: »Ich will wirklich …«

In meiner Wohnung will ich wirklich …

Was meine Finanzen anbelangt, will ich wirklich …

Die beste Übung für Sie: Sagen Sie jeden Tag mindestens dreimal: »Ich will wirklich …», aber nur dann, wenn Sie auch wirklich wollen.

Achter Schritt: Kräfte mobilisieren

Ausgangslage: Menschen sind unter dem Druck wichtiger Ereignisse in der Lage, völlig unerwartete Aktivitäten zu entwickeln, die in keinem Verhältnis stehen zu der minimalen Menge an Energie, die ihnen zuvor zur Verfügung zu stehen schien. Eine Mutter, die lustlos und eher deprimiert ihren Alltag fristet, wird, wenn ihr Kind erkrankt, nicht unter dem Druck dieser zusätzlichen Belastung zusammenbrechen. Ganz im Gegenteil. Sie wird äußerst aktiv werden und alles tun, was notwendig ist, um die Situation zum Guten zu wenden. Dann sehen wir, dass der Mensch nicht zu jedem Zeitpunkt die gesamte Menge der Kräfte benutzt, die er in Wirklichkeit besitzt. Er hat Kraftreserven, die er unter bestimmten Bedingungen mobilisieren kann. Mit den folgenden Übungen zapfen Sie gezielt Ihre Kraftquellen an, mobilisieren diese, um eine schwierige Situation zu überwinden.

So wie die junge Frau, Ende 20, die von ihrem Freund verlassen wurde. In den ersten Wochen hatte sie sich in ihrer kleinen Wohnung zurückgezogen und bloß über ihr Unglück gegrübelt. Doch dann fing sie systematisch an, an Ereignisse und Dinge zu denken, die ihr gut getan hatten und die sie während der Freundschaft etwas vernachlässigt hatte.

Sie haben sicherlich schon oft die Erfahrung gemacht, dass kleine Unannehmlichkeiten und Ärgernisse Sie schnell erschöpfen, dass Sie aber bei großen Anlässen geradezu über sich hinauswachsen können. Dann haben Sie plötzlich eine Energie zur Verfügung, von der Sie kurz zuvor nichts geahnt haben. Kleine Ärgernisse führen zu Resignationstendenzen oder stellen Anlässe für Grübeleien dar. Echte Gefühle und wichtige Ereignisse wecken ganz andere tiefere und stärkere Tendenzen. Die Sorge um das eigene Überleben, der Wunsch, eine Krise zu überwinden, bringt die Menge an Energie in Umlauf, die dafür notwendig ist. Wir haben uns schon darüber unterhalten, wie einer unnützen Energievergeudung Einhalt geboten werden kann. Wir kommen nun zu sprechen auf Mittel, die dabei helfen können, Ihre Kräfte für die Zukunft und für die Realisierung Ihrer Ziele zu mobilisieren.

Positive Gefühle aktivieren

Es geht bei diesen Übungen darum, Erinnerungen, Empfindungen und Phantasien zu aktivieren, die ganz alltägliche Dinge betreffen. Diese Dinge sollen eine positive Bedeutung für Sie haben und mit angenehmen Gefühlen verbunden sein, z. B.:

- Baum
- Fahrrad
- Ferien
- Obst
- Sonne

Sie haben nun die Aufgabe, sich alles, was Ihnen zu den einzelnen Inhalten einfällt, ins Bewusstsein zu rufen. So z.B.: Sie erinnern sich an die einzelnen Fahrräder, die Sie besessen haben. Wie alt waren Sie jeweils? Wo sind Sie gefahren? Welche Gefühle haben Sie dabei empfunden? Können Sie sich an einzelne Orte und Landschaften erinnern? Können Sie sich an einzelne erfreuliche Episoden erinnern? Welche Personen waren daran beteiligt? Zu welchen hatten Sie besonders positive Beziehungen?

Ihre innere Beschäftigung mit jedem Objekt sollte mindestens 5 bis 10 Minuten dauern. (Wenn Sie mit jemandem zusammenarbeiten, können Sie ihm Ihre Erinnerungen erzählen und er/sie kann Sie dabei durch Fragen unterstützen.) Denken Sie nicht nur dabei, sondern versuchen Sie sich möglichst auf die einzelnen Gefühle einzulassen.

Jetzt bilden Sie eine Liste von Objekten und verfahren Sie wie oben.

....

....

Jetzt erstellen Sie eine Liste von Situationen, die in der Vergangenheit eine wichtige Rolle gespielt haben, z. B. eine neue Bekanntschaft, eine neue Wohnung usw., und verfahren Sie genauso.

Welches waren Ihre Lieblingsplätze im Lauf der Jahre, suchen Sie alte Photographien heraus und versuchen Sie sich an alles zu erinnern, was Ihnen dazu einfällt.

....

....

Jetzt machen Sie eine Liste wichtiger Personen, die in Ihrem Leben eine positive Rolle gespielt haben und verfahren Sie wie oben.

....

....

▶ Auf die Art können Sie immer wieder positive Emotionen aktivieren und angenehme Erfahrungen und Gedanken in Ihrem Gedächtnis wachrufen. Falls Ihnen auch unangenehme Dinge einfallen, so sagen Sie sich: So etwas gibt es im Leben, aber das ist nicht unser heutiges Thema und lenken Sie Ihre Aufmerksamkeit wieder auf Erfreuliches.

Sensibilisierung für positive Erfahrungen

Bei einem Bummel durch die Stadt erleben Sie, wenn Sie die Augen offenhalten, ganz unterschiedliche Dinge. Je nach Ihrer Stimmung werden Sie aufmerksamer für Wahrnehmungen, die eher erfreulich sind oder für das Gegenteil. Wenn Sie gereizt sind, so werden Sie vieles bemerken, das Sie ärgerlich finden, wie rücksichtslose Autofahrer, Hundekot an jeder Straßenecke und die verschlossenen Gesichter vieler Menschen, die Ihnen über den Weg laufen.

Sie können sich aber auch, durch eine bestimmte Einstellung, die Sie in sich selber herstellen, von vornherein für einen bestimmten Typ von Erlebnissen »vorprogrammieren«. Sagen Sie sich z. B.: Heute Vormittag gehe ich in die Stadt oder in ein Kaufhaus oder in ein Café und werde nach etwas suchen, was ich positiv, angenehm oder erfreulich finde. Alles andere werde ich ignorieren, so gut es geht. Ich möchte nur Positives erleben.

Bei einem Spaziergang werden Sie besonders auf Farben achten, bei einem anderen auf sympathisch aussehende Menschen. In einem Buchladen suchen Sie nach Buchtiteln, die Ihnen gefallen und Ihnen besonders gelungen erscheinen. Auf einem Markt versuchen Sie sich zu erinnern, wie die einzelnen Obst- und Gemüsesorten schmecken, Sie halten Ausschau nach Kindern und beobachten Ihr Verhalten.

So werden Sie nicht davon überzeugt werden, dass das Leben eine einzige Idylle ist, sondern Sie schärfen Ihren Blick für das Schöne und Angenehme, das zweifellos auch vorhanden ist, das wir aber, besonders in schweren Zeiten, oft übersehen.

Kraft aus der Vergangenheit und aus der Gegenwart

Zwei große Quellen von Motivation und Energie sind heutzutage Leistung und die Anerkennung durch andere Personen. Sehr häufig, besonders unter dem Einfluss negativer Ereignisse und der dadurch entstandenen Gefühlslage, neigen wir dazu, das bisherige Positive in unserem Leben zu unterschätzen. Deswegen kann es sehr hilfreich sein, das von Zeit zu Zeit gerade zu rücken.

▶ Wir ziehen deshalb noch einmal Bilanz, bezogen auf die Vergangenheit und legen das Augenmerk auf folgende Punkte:

Situationen in meinem Leben, die ich gut gemeistert habe

....

....

Personen in meinem Leben, die mir Anerkennung und Zuwendung gegeben haben

....

....

Entscheidungen, die ich getroffen habe, die sich als richtig erwiesen haben

....

....

Situationen, bei denen ich tiefe und schöne Gefühle verspürt habe

....

....

Kraft tanken

Manchmal reichen kleine Anlässe, um Sie so aufzumöbeln, dass Sie sich danach stärker, sicherer und zuversichtlicher fühlen. Ein kurzes Gespräch mit jemandem, ein Musikstück, das Betrachten eines Bildes, ein Spaziergang an einem Lieblingsort oder eine Aktivität, die Sie voll und ganz, mit großer innerer Beteiligung durchführen, können energiemäßig gesehen Berge versetzen.

▶ Halten Sie innerlich systematisch Ausschau nach solchen Möglichkeiten. Meist können Sie dabei Ihrem Gefühl folgen. Fällt Ihnen jetzt etwas ein, was gut machbar wäre, und was derart positiv auf Sie wirken könnte? Setzen Sie ganz gezielt immer wieder solche Kraftquellen ein. Es ist ein ganz wichtiger Teil der Fürsorge, die Sie sich selber schuldig sind.

....

Kraft aus der Zukunft beziehen

Es ist eine bekannte Tatsache, dass Menschen, die erhöhten Belastungen ausgesetzt sind oder an einem Stimmungstief leiden, gelegentlich zu angenehmen Tagträumen greifen, um sich zukünftige Situationen auszumalen, bei denen sie eine besonders gute Figur machen oder bei denen sie angenehme Gefühle erleben.

▶ Das können Sie öfter einsetzen und Sie bewirken damit gleich mehrere positive Effekte. Sie erleben dadurch eine angenehme, auf die Zukunft bezogene Perspektive, die den Gedanken an eine Verbesserung Ihres aktuellen Zustandes nahelegt. Darüber hinaus erfahren Sie eine Ablenkung von aktuellen Sorgen und Grübeleien und erleben Angenehmes, wenn auch erst einmal in der Phantasie. Eine solche Vorgehensweise dient also vorwiegend der Ermutigung. Sie sollen dabei aber nicht übersehen, dass sie kein Ersatz für Handeln ist. Durch bloße Phantasiespiele werden Sie Ihre objektive Lebenssituation nicht verbessern, aber sie können Ihnen dabei helfen, Ihre Energie und Selbstsicherheit zu steigern.

▶ Ihre Vorstellungsübungen sollten Sie in einer ruhigen und entspannten Atmosphäre durchführen. Suchen Sie sich zunächst einige angenehme Bilder und Szenen aus. Schließen Sie die Augen und versuchen Sie sich in die einzelnen Szenen einzufühlen. Vor allem sollten Sie versuchen, sich so gut es geht, in die einzelnen Gefühle einzuleben, die für die einzelnen Szenen typisch sind.

Auch Frau Wagner hatte diese Übung gemacht und malte sich an einem Nachmittag folgende Szenen aus:

- Ein gemütlicher Abend mit ihrem Mann in ihrem Lieblingslokal in drei Monaten. Sie hat ihre Krise im Wesentlichen überwunden. Sie berichtet darüber, was sie in den letzten Wochen alles unternommen hat. Beide machen Pläne für die Zukunft.

- Sie verhandelt mit einem ehemaligen Geschäftsfreund über eine Teilzeitbeschäftigung in dessen Firma. Sie erzählt über ihre Kenntnisse und Erfahrungen und stößt dabei auf großes Interesse.

- Sie sitzt in einem Café und hat sich besonders hübsch gemacht. Ein Herr am Nebentisch fängt an, dezent aber unmissverständlich mit ihr zu flirten.

Wie gesagt, das alles ist kein Ersatz für Taten, aber Menschen leben auch in ihren Träumen, und das ist gut so.

Neunter Schritt: Handeln und sich dabei hilfreich begleiten

Ausgangslage: Im Grunde genommen tun wir den ganzen Tag etwas in dem Sinne, dass wir uns in unserer Welt bewegen und das tun, was zu tun ist, damit wir die Lage einigermaßen unter Kontrolle haben. Unter Handeln aber verstehen wir etwas, das darüber hinaus geht. Wir handeln dann, wenn wir ganz bewusst einen Plan in die Tat umsetzen, den wir uns aufgestellt haben, um unsere Ziele zu erreichen. Es geht also nicht um bloßes Reagieren oder um wirres, zielloses Herumsuchen, sondern um bewusste und vorbereitete Aktionen, mit denen wir Veränderungen in unserem Leben schaffen wollen.

So gesehen handeln wir nicht den ganzen Tag. Vieles von dem, was wir tun, läuft fast automatisch ab. Können Sie sich daran erinnern, was Sie heute schon alles getan haben? Gehen Sie es bitte in Gedanken durch. Wieviel davon war tägliche Routine, wie Aufstehen, Frühstücken, zur Arbeit fahren usw.? Haben Sie heute auch schon Handlungen ausgeführt, so wie wir sie definiert haben? Wenn ja, welche? Haben Sie z. B. eine Kollegin, die Sie schon sehr lange einräuchert, endlich darauf angesprochen, so wie Sie es schon lange vorhatten? Ruhig, aber bestimmt, so wie Sie es sich vorgenommen hatten. Über die Ausführung von Handlungen, die notwendig sind, damit Sie aus Ihrer Krise herausgeraten, werden wir uns jetzt unterhalten.

Das Handeln vorbereiten

Bleiben wir bei dem kleinen Beispiel von vorhin: Das Gespräch mit der Kollegin über das Rauchen am Arbeitsplatz. Kein Drama, aber es geht um eine Angelegenheit, die für Sie in zunehmendem Maße ärgerlich wird. Nach langem Zögern haben Sie den Entschluss gefasst, sie gleich nach dem Sommerurlaub darauf anzusprechen, gleich am ersten gemeinsamen Arbeitstag. Am Abend beschließen Sie, das Gespräch, das doch ein wenig heikel ist, in Ruhe vorzubereiten oder anders ausgedrückt, Ihren Plan ganz konkret werden zu lassen.

Da ist einmal der äußere Rahmen, in dem das Gespräch stattfinden soll. Unter keinen Umständen in der Hektik des Betriebes oder zwischen Tür und Angel. Sie werden sie in der Mittagspause bitten: »Hast du fünf Minuten Zeit für mich? Ich möchte mit dir über etwas sprechen. Das wäre sehr nett. Wollen wir in den kleinen Teeraum gehen?« Sie wählen den Ort so aus, dass Sie möglichst ausgeruht und ohne äußere Ablenkung in Ruhe sprechen können. Aber nun wollen Sie sich auch innerlich auf das Gespräch vorbereiten.

Zuerst überdenken Sie noch einmal ganz klar und deutlich die »Rechtslage«: Es ist völlig in Ordnung, wenn ich ihr sage, dass mich ihr Rauchen zu sehr stört. Sie sitzt mir gegenüber, und unser beider Büro ist sehr klein. Ich habe ein Recht darauf, Sie zu bitten, einen Kompromiss mit mir zu schließen, der zu weniger Belästigung für mich führt. Ich werde nicht nachgeben, bis wir gemeinsam einen Weg gefunden haben, der für uns beide die Lage erträglich macht.

Dann überlegen Sie, in welcher Form Sie das Gespräch führen wollen:

- Ich werde laut und deutlich zu ihr sprechen.
- Ich werde sie dabei anschauen und Blickkontakt suchen.
- Ich sage ihr gleich am Anfang klar und unmissverständlich, was ich will.
- Ich werde es vermeiden, mich zu rechtfertigen und zu entschuldigen für mein Anliegen.
- Ich werde unter keinen Umständen laut, pampig oder aggressiv, ich werde ruhig und gelassen auf mein Recht bestehen.
- Wenn sie gereizt reagiert oder uneinsichtig bleibt, so werde ich das Gespräch abbrechen und in Ruhe über eine neue Vorgehensweise nachdenken. Es war auch dann nicht umsonst. Ich habe zumindest ein Teilziel erreicht, nämlich die Sache in Gang zu bringen.

Bei diesen Überlegungen spüren Sie doch vielleicht etwas Unruhe, vor allem dann, wenn Sie in der Vergangenheit deutlichen Auseinandersetzungen etwas aus dem Weg gegangen sind.

Für den Fall gibt es eine gute Übung, die ich kurz beschreiben möchte. Ich nenne sie »Probehandeln«.

Probehandeln

Sportler gehen beim »mentalen« Training bestimmte Bewegungsabläufe immer wieder in der Vorstellung durch. Auf die Art gelingt es ihnen, die Bewegungen immer mehr zu perfektionieren und ihre Ausführung immer besser zu beherrschen.

Übung

Menschen können auch andere wichtige Bereiche ihres Lebens auf die Art üben, etwa ihr Verhalten bei einem Vorstellungsgespräch oder die Art, wie sie Kontakt zu anderen aufnehmen. Es ist dabei nicht so wichtig, dass man nicht immer die Reaktionen anderer vorhersehen kann. Es kommt vielmehr darauf an, ein klares, deutliches und lebendiges inneres Bild der eigenen Person zu bekommen:

- Wie bewege ich mich, wenn ich zur Tür hereinkomme?
- Wie schaue ich mein Gegenüber an?
- Was denke ich dabei?
- Was fühle ich dabei?
- Wie soll meine Stimme sein?
- Wie mache ich weiter, wenn dies und jenes kommt, usw.?

Auf die Art können Sie viele Situationen im Voraus »durchspielen«, ohne bloß abstrakt darüber nachzudenken. Sie bekommen dann ein viel besseres Bild und sind innerlich viel besser vorbereitet.

Bei unserem Beispiel könnte das so aussehen:

Bevor Sie am anderen Tag die Sache angehen, schaffen Sie noch einmal Klarheit in Ihrem Kopf: Keine Halbheiten, kein »Es-schnell-hinter-sich-Bringen«, sondern Sie sagen sich: »Ich will wirklich dieses Gespräch mit ihr führen«. Bei dem Gedanken machen Sie sich nicht klein, so als wollten Sie möglichst wenig Angriffsfläche bieten, sondern richten Sie sich eher auf und beanspruchen Sie den Raum, der Ihnen zusteht.

Es gibt sicher schwierigere Situationen, als die, die wir eben durchgegangen sind, aber auch diese können nach demselben Modell vorbereitet werden.

Vorteile beim Handeln

Sicherlich haben Sie schon Menschen kennengelernt, die Ihnen mit der Art, wie sie die Dinge anpacken oder mit Schwierigkeiten umgehen, doch recht imponiert haben. Nun geht es überhaupt nicht darum, sich selber zu verleugnen oder jemand anders werden zu wollen. Aber man kann schon die eine oder andere Art, sich zu verhalten, von jemand anderem abgucken. Doch das gilt nur für den Fall, wenn Sie das, was Sie an ihm beobachtet haben, auch wirklich in die Tat umsetzen können und wenn es zu Ihnen passt, d. h. nicht »aufgesetzt« erscheint.

Woran ich mir ein Beispiel nehmen kann:

A hat in ähnlicher Situation sich folgendermaßen verhalten

....

....

Das gefiel mir gut, weil

....

....

Hilfreiche innere Monologe

Meist sprechen wir beim Handeln mit uns selbst, ohne dass wir uns dessen voll bewusst würden. So sagen wir uns: »Los, steh auf, der Wecker hat geklingelt«, »jetzt muss ich aber aufpassen«, »das hat mir noch gefehlt«, »das lässt sich nicht mehr gewinnen« oder »jetzt ist alles aus«.

Solche Selbstgespräche haben nicht das Geringste mit »spinnen« zu tun, es sind ganz normale Phänomene, die bei jedem Menschen vorkommen.

Wie schon gesagt, sind wir uns unserer inneren Monologe oft gar nicht bewusst. Dennoch beeinflussen sie die Art, wie wir uns fühlen und wie wir uns verhalten.

Sage ich mir vor einem Bewerbungsgespräch: »Das schaffe ich nie, ich werde mich bis auf die Knochen blamieren«, dann fühle ich mich allein dadurch schon unsicher und ängstlich. Ich werde dann auch dementsprechend auftreten. Sage ich mir hingegen: »Bleib ruhig und warte ab, was kommt«, so kann das die Grundlage für ein gutes Gespräch sein.

Das bedeutet: Es gibt nützliche, ermunternde, unser Handeln organisierende innere Anweisungen, die uns helfen, Spannung zu reduzieren und besser voranzukommen. Auf der anderen Seite gibt es solche, die uns entmutigen, unsere Anspannung erhöhen und unser Verhalten ständig stören.

So locken uns bestimmte Selbstgespräche in viele Fallen. Glücklicherweise können wir üben, sie uns bewusster werden zu lassen und auf bestimmte Weise so zu verändern, dass sie unseren Nutzen und unser Wohlbefinden erhöhen. Das gilt besonders für »Stresssituationen«, bei denen viel für uns abhängt. Mittels einer Verbesserung des inneren Monologs wird es möglich, dem Stress mehr Widerstand zu leisten, um nicht davon überwältigt zu werden.

Ich will im Folgenden zeigen, welche inneren Sätze bei der Konfrontation mit kritischen Situationen nützlich und welche eher schädlich sind.

Schädlich	**Nützlich**
Davor	
Ich habe keine Lust.	Es muss sein, ich weiß ja, warum.
Um Gottes willen, jetzt geht's los.	Ganz ruhig, eins nach dem anderen.
Das wird schrecklich.	Schwierig, aber zu schaffen.
Die reine Katastrophe.	Daran wird mein Leben nicht scheitern.

Ich bin völlig fertig.	Ich bin angespannt, habe mich aber unter Kontrolle.
Was soll ich bloß tun?	Ich habe einen Plan und halte mich daran.
Mittendrin	
Es ist zu viel.	So, jetzt der erste Schritt und an nichts anderes denken.
Es wird immer schlimmer.	Das wäre geschafft, was kommt als nächstes.
Jetzt kriege ich richtig Angst.	Jetzt kriege ich Herzklopfen, das kenne ich.
Nur weg hier.	Jetzt stehe ich auch das noch durch.
Danach	
Ich war außer mir.	Das war ganz schön aufregend.
Das ist sicher schief gegangen.	In Ruhe abwarten.
Ich habe noch einmal Glück gehabt.	Das habe ich ganz gut hingekriegt.
Beim nächsten Mal wird es sicher schief gehen.	Ich habe heute viel gelernt. Das kann ich noch brauchen.
Ich habe es nicht geschafft. Jetzt ist alles aus.	Ich habe es nicht geschafft. Jetzt muss ich in Ruhe überlegen und mir was einfallen lassen.

Wie Sie sicher bemerken, hat diese hilfreiche Art, sich selber zu begleiten, nichts mit unumstößlichem Optimismus oder mit Schönfärberei, mit einem Wort mit »Positivem Denken« zu tun. Anweisungen der Art: »Alles, was passiert, ist ein Erfolg, man muss ihn nur sehen«, gehen leider oft an der Wirklichkeit vorbei.

Fazit: Um wirklich hilfreich zu sein, muss unser innerer Monolog durchaus den Ernst der Lage zur Kenntnis nehmen, und er soll uns helfen, unser Verhalten so zu organisieren, dass unsere Aussichten dadurch besser werden.

Anwendungsübungen

Übung

Damit Sie eine dauerhafte positive Wirkung haben, ist es notwendig, die hilfreichen Selbstanweisungen in wirklichen Situationen auszuprobieren. Dabei können Sie wieder mit Vorstellungsübungen beginnen. Sie stellen sich einige schwierige Situationen vor, wie ein Besuch beim Zahnarzt in einer unangenehmen Angelegenheit. Dann stellen Sie sich vor, wie Sie mittels eines konstruktiven Monologs die Situation Schritt für Schritt meistern (vergessen Sie nicht, die einzelnen zeitlichen Abschnitte zu berücksichtigen).

Das nächste Mal, wenn Ihnen etwas bevorsteht, was durchaus kritisch sein könnte, nehmen Sie sich vor, auf den inneren Monolog zu achten und ihn möglichst günstig zu gestalten. Das wird Sie bei der Sache selber nicht stören. Bald wird die bessere Art, mit sich umzugehen, Ihnen immer mehr in Fleisch und Blut übergehen, und Sie werden automatisch und sicher auf diese Weise vorgehen. Die nächsten Handlungen, die für mich wichtig sind:

Zeitpunkt	Ziel	Was ist zu tun	Mögliche Hilfen
....	....	....	....
....	....	....	....
....	....	....	....

Zehnter Schritt: Mit Problemen und Schwierigkeiten umgehen

Vielleicht haben Sie sich beim Durchlesen dieses Buches an der einen oder anderen Stelle gedacht: Der stellt sich das alles so einfach vor, aber so einfach ist das alles nicht. Vielleicht haben Sie auch Probleme dabei gehabt, einiges von dem, was ich Ihnen vorgeschlagen habe, in die Tat umzusetzen, oder Sie hatten dabei nicht den gewünschten Erfolg. Dann haben Sie sich geärgert: So glatt läuft das alles nicht, wie der sich das vorstellt. Schließlich mögen Sie sich an der einen oder anderen Stelle allein gelassen gefühlt haben, weil Sie meinten, es ginge viel zu wenig um Ihre ganz persönlichen Schwierigkeiten.

Ich kann Ihnen das nicht verdenken. Aber vielleicht kann ich Ihnen ein wenig bei all dem helfen, wenn wir uns grundsätzlich mit dem (konstruktiven) Umgang mit Problemen und Schwierigkeiten beschäftigen. Auch in diesem Bereich liefert die Psychologie nützliche Hinweise.

Was sind Probleme?

Von einem Problem sprechen wir dann, wenn Folgendes gegeben ist:

- eine unerwünschte aktuelle Lage,
- ein angestrebter Zielzustand,
- Barrieren oder Hindernisse, die es nicht erlauben, gleich den angestrebten Zielzustand zu erreichen,
- Ressourcen, Talente, Stärken und Erfahrungen, die dabei behilflich sind, die Barrieren zu überwinden.

Wenn Sie unbedingt aus der grauen, kalten und unfreundlichen Stadt flüchten wollen und nicht genügend Geld für eine Reise in den Süden haben, so haben Sie ein Problem, aber es ist grundsätzlich lösbar. Sie können handeln, indem Sie sich Geld bei einer Freundin ausborgen, einen Kredit aufnehmen und sicher noch einiges mehr. Von Problemen sprechen wir nur dann, wenn der gewünschte Zustand grundsätzlich durch eigenes Handeln erreichbar ist, egal, wie schwierig es auch sein mag. Deshalb ist es wichtig, Probleme richtig zu definieren, d. h. so, dass Sie durch eigenes Handeln Ihre Ziele erreichen können.

Wenn eine Frau Übergewicht hat, so mag sie dermaßen in ihrem Wunschdenken verfangen sein, dass sie nicht bis an den Kern des Problems vorstößt. Sie träumt dann von Wunderdiäten, kalorienfressenden Pillen und Ähnlichem mehr. Sie möchte lediglich die negativen Konsequenzen, d. h. das Übergewicht, loswerden und operiert dabei mit Utopien. Das richtig formulierte Problem aber lautet: Wie schaffe ich es, mein Essverhalten zu kontrollieren und mich konsequent mehr zu bewegen?

Das Wesen einer rein passiven Einstellung besteht darin, immer wieder bloß die schlechte eigene Lage zu bedauern und sich bei anderen darüber zu beklagen. Bestenfalls werden dann irgendwelche »utopischen« Lösungsmöglichkeiten vorgestellt.

So mag jemand das starke Bedürfnis haben, von anderen gemocht und anerkannt zu werden. Wenn das in ihren Augen nicht geschieht, macht sich schließlich ein Gefühlskomplex breit, den wir Frustration nennen. Das Bedürfnis nimmt immer mehr Raum im Leben ein und man muss immer wieder feststellen: »Auch die beachtet mich nicht«, »auch von dem habe ich wieder keine Anerkennung bekommen« usw. Von dem Punkt an kann die innere Entwicklung in drei gleichermaßen ungünstige Richtungen abgleiten:

- Ärger, Verbitterung und Aggression nehmen überhand. Das Verhältnis zu den Menschen wird immer schlechter: Alle sind falsch, oberflächlich, ja verachtungswürdig. Bei jeder Auseinandersetzung oder Enttäuschung sollte man möglichst gleich zuschlagen. Das ist der einzige Weg, um sich ein wenig Respekt zu verschaffen, denkt man dann.

- Enttäuschung und Niedergeschlagenheit nehmen überhand. Wenn niemand mich mag, dann kann es nur einen Grund dafür geben: Ich bin nichts wert, nicht attraktiv, in einem Wort nicht liebenswürdig. Ich verdiene es dann auch nicht, von mir geachtet zu werden. Es hat alles keinen Sinn.

- Fluchttendenzen aus der unbefriedigenden Lage nehmen überhand. Man flieht in eine Märchenwelt, kommt sich grandios und den anderen überlegen vor. Eine narzisstische Persönlichkeitsstörung entwickelt sich. Der Größte bedarf nicht der Anerkennung der Zwerge, die eigene Größe reicht ihm aus. Oder die Flucht erfolgt in Alkohol oder Drogen und alles, was dazu führt, dass man sich ganz kurzfristig grandios fühlt.

Also muss etwas anderes geschehen und es kann etwas anderes geschehen. Wie kann man an eine solche Angelegenheit herangehen? Bleiben wir beim Beispiel der Anerkennung durch andere.

Ein Beispiel: Frau Renge will beliebter werden

Frau Renge, 58, stellt zwei Jahre nach dem Tod ihres Mannes fest, dass sie zunehmend in die Isolation geraten ist. Bekanntschaften, die aus der beruflichen Sphäre ihres Mannes stammten, waren eingeschlafen. Der Sohn hatte im Ausland eine Familie gegründet, und bis auf ein, zwei Besuche im Jahr gab es nur Telefonate. Zu den Nachbarn unterhielt sie Beziehungen, die über das übliche Grüßen nicht hinausgingen. Eine gute Freundin oder so etwas gab es nicht.

Wegen dieser misslichen Lage verspürte Frau Renge ein zunehmendes Gefühl der Vereinsamung und ein starkes Bedürfnis nach menschlicher Gesellschaft. Sie dachte: Eigentlich bin ich doch eine ganz passable Person, nicht einmal besonders kompliziert. Früher war ich sogar recht beliebt. Was ist bloß aus mir geworden?

Sie stellte öfter fest, sie müsse etwas unternehmen, aber dabei blieb es dann auch. Einmal dachte sie an eine konkrete Möglichkeit, nämlich einen Wohnungswechsel. Aber dann schreckte sie innerlich augenblicklich vor so viel Aufwand zurück, und die Angelegenheit war erledigt. Nicht, dass sie die Hoffnung ganz verloren hätte, wieder etwas mehr in den Mittelpunkt des Lebens zu gelangen. Mit der Zeit wurde das, was ihr zu dem Thema einfiel, immer utopischer. Vielleicht zieht eine neue Nachbarin ein, und es entsteht ein ganz guter Draht zwischen uns. Vielleicht führt die berufliche Entwicklung des Sohnes ihn wieder zurück in seine Heimatstadt, und ich kann mich um die Enkelkinder kümmern. Vielleicht gewinne ich im Lotto und kaufe mich in ein Appartementhaus in Mallorca inmitten ganz netter Leute ein.

Helfen wir doch Frau Renge, aus ihrem Dilemma herauszukommen.

▶ Der erste Schritt ist etwas schwierig zu beschreiben. Es ist notwendig, dass Frau Renge diesen Teil ihrer Lebenslage als Problem überhaupt erst begreift. Bisher dachte sie: Ich bin einsam, ich werde alt, kein Mensch kümmert sich mehr um den anderen. Sie bedauerte und beklagte sich, und das war alles.

Etwas anderes ist es, wenn sie denkt: »Halt, es gibt da ein Problem in meinem Leben. Da hat eine Entwicklung in die falsche Richtung stattgefunden. So geht es nicht weiter. Ich muss jetzt anfangen, mich um dieses Problem zu kümmern.« Wenn sie so denkt, hat sich ihre Einstellung gewandelt. Sie ist nicht mehr bloß darauf eingestellt, ihre Lage zu betrauern, sondern sie ist darauf eingestellt, zu handeln.

● Und sie fängt an zu überlegen:

Meine aktuelle Lage:	Zu wenig Menschen, für die ich etwas bedeute, die etwas von mir lernen können, zu wenig Möglichkeiten zu Gesprächen oder zu gemeinsamen Aktivitäten, mir fehlt auch eine nahe Bezugsperson in der Stadt. Ich habe insgesamt zu wenig Anregung durch andere Menschen

	und verkümmere dabei immer mehr.
Gewünschter Zustand:	Nette Bekanntschaften, viel Anregung durch andere, aber auch für andere wichtig sein können, mehr Aktivitäten, wieder ausgefülltes Leben, wenig oder gar keine Einsamkeitsgefühle.
Hindernisse, Barrieren:	Kenne zu wenig Leute, habe keine Hobbys, keine besonderen Kenntnisse, will das Risiko nicht eingehen, abgewiesen zu werden. Die Einstellung: Warum soll ich auf andere zugehen, andere sollen auf mich zugehen, sowie die Einstellungen, das ist mir alles zu mühsam, ich kann doch in meinem Alter keine neuen Sachen anfangen, eine gewisse Schüchternheit.

An der Stelle bemerken Sie, dass sich eine gewisse »Risikoscheu« sehr stark als Barriere bei Frau Renge erwies.

Kennen Sie diesen Konflikt zwischen dem Bedürfnis nach Sicherheit und dem Bedürfnis nach Expansion oder Wachstum? Das eine hält sie zurück und hemmt sie. Im Interesse der Sicherheit hängen Sie an dem, was Sie haben und an der Vergangenheit. Die andere Kraft drängt Sie dazu, sich zu verändern und einen Neubeginn zu wagen, auch wenn er mit Risiken verbunden ist.

▶ Um sich diesen Konflikt innerlich besser vergegenwärtigen zu können:

Suchen Sie doch bitte in Ihrem Leben nach wichtigen Entscheidungen, bei denen das Bedürfnis nach Sicherheit die Oberhand behielt.

....

....

Suchen Sie in Ihrem Leben nach Entscheidungen, bei denen das Bedürfnis nach Neuem und nach Veränderung die Oberhand behielt.

....

....

Ihre momentane Einstellung: Was hat aktuell für Sie Priorität, und aus welchen Gründen?

....

....

Frau Renge sieht sich die Auflistung der Hindernisse, die der Realisierung ihrer Ziele im Weg stehen, mit einer gewissen Distanz an und stellt fest: Die wichtigsten Barrieren sind in mir selber. Es sind vor allem mein hoher Anspruch und meine Angst vor Niederlagen, die ich angehen muss. Alles andere wird dann schon gangbar sein.

Ressourcen

Es gibt nicht nur Hindernisse, außen wie in uns, sondern wir haben auch Stärken, Fertigkeiten, Erfahrungen und andere Möglichkeiten, die Lage zu bewältigen. Sie geben Rückhalt und stehen uns zur Verfügung, wenn es darum geht, für unsere Interessen zu kämpfen.

Frau Renge stellt fest: Ich bin gesund, noch in einem passablen Alter und finanziell gut abgesichert. Ich habe ein gutes Verhältnis zu meinem Sohn, und meine beiden Enkelkinder sind ganz lieb zu mir. Auch meine Schwiegertochter ist nicht die allerübelste.

Ich habe eine gute Schulbildung und lerne leicht. Mein Gedächtnis und meine Konzentrationsfähigkeit sind noch ganz gut, wenn auch etwas ungeübt. Auf andere zuzugehen fällt mir nicht leicht, aber wenn der erste Schritt getan ist, geht es. Ich kann mich dann ganz gut mit Menschen unterhalten und mich auf sie einlassen.

Ich bin also keineswegs verkalkt und nicht mehr in der Lage, mich umzustellen, auch was meine Lebensauffassung anbelangt. Auch in der Vergangenheit war ich lernfähig und in der Lage, mich an neue Situationen anzupassen.

Außerdem: Wenn gar nichts an mir wäre, hätte mein Mann es nicht so viele Jahre mit mir ausgehalten.

Aufbauend auf ihrer Analyse der Probleme, vor allem der Hindernisse und Ressourcen, ging Frau Renge in die Planungsphase, wie wir es beim siebten Schritt beschrieben haben. Doch dabei hatte sie sich mit ihren inneren Hindernissen auseinanderzusetzen. Sie brauchte einen gewissen Wechsel ihrer inneren Einstellung, um die Sache in Angriff zu nehmen.

Sie listete ihre Hauptbefürchtungen noch einmal auf und argumentierte dagegen. Sie griff dabei auf ihre Erfahrungen zurück und auf das, was Menschen, von denen sie etwas hielt, darüber dachten. Sie versuchte sich einen nützlichen, differenzierten, zukunfts- und wachstumsorientierten Standpunkt zu erarbeiten. Vor allem behielt sie ihre Bedürfnisse und die damit in Verbindung stehenden Ziele im Auge. Sie stellte sich vor, wie es sein könnte, wenn sie Erfolg hat und überlegte auch: »Was hätte mir mein verstorbener Mann geraten, was hätte ihm gefallen?«

Versuchen Sie doch bitte aus Übungsgründen, Frau Renge mit Argumenten zu unterstützen. Was meinen Sie zu ihren Befürchtungen? Vielleicht haben Sie ja auch gelegentlich solche Bedenken.

Vorurteil:
Ich will das Risiko nicht eingehen, abgewiesen zu werden.
Argumente dagegen:

....

....

Vorurteil:
Warum soll ich auf andere zugehen, andere sollen auf mich zugehen. Argumente dagegen:

....

....

Vorurteil:
Ich kann doch in meinem Alter keine neuen Sachen anfangen.
Argumente dagegen:

....

....

Ihr Weg war nicht leicht, innen wie außen. Doch im Endeffekt wurde alles viel besser. Aber sie hatte viele Hindernisse zu überwinden, wie sie in schwierigen Situationen immer wieder auftreten können. Dazu möchte ich noch ein paar grundsätzliche Bemerkungen machen.

Die wichtigsten Regeln, mit Problemen umzugehen

Nicht gegen Hindernisse anrennen
Wenn Sie merken, dass Sie an einer Stelle nicht weiterkommen, so versuchen Sie es nicht mit der Brechstange, immer auf dem gleichen Weg, der bislang nicht zum Erfolg geführt hat.

- Eine Pause einlegen

Treten Sie im Geist »einen Schritt zurück«, um negative Gefühle wie Ärger und Enttäuschung abklingen zu lassen. Nehmen Sie sich Zeit, um die Lage neu zu überdenken.

- Warten können

Oft entwickeln sich die Verhältnisse ganz von selbst in Ihrem Interesse, ohne dass Sie groß etwas dazu tun. Jemand denkt nach und entscheidet sich dann in Ihrem Sinne oder über irgendeine Sache wächst Gras. Etwas mehr Gelassenheit kann oft Wunder wirken.

- Es anders versuchen

Überlegen Sie, ob die Art, wie Sie bislang vorgegangen sind, die einzig mögliche ist. Oft merken Sie dann, dass Sie es auch noch auf eine andere Art versuchen können.

- Schrittweise vorgehen

Versuchen Sie nicht immer nach dem Alles-oder-Nichts-Prinzip vorzugehen. Das Entweder-Oder ist selten das Günstigste. Gibt es ein Zwischenziel, das Sie ohne weiteres jetzt schon erreichen können?

- Dazu lernen

Vielleicht fehlen Ihnen weitere Informationen oder spezielle Kenntnisse, um das Problem sicher zu lösen.

- Unterstützung suchen

Fragen Sie sich, welche Menschen Ihnen wirklich helfen können. Oft reicht auch die Gewissheit, dass jemand an Ihrer Seite ist, und schon läuft alles besser.

- Tatsachen akzeptieren

Ein Problem liegt dann vor, wenn Sie durch eigene Anstrengungen etwas verändern können. Tatsachen sind unumstößliche Fakten. Sie müssen ihnen Rechnung tragen. Hier hilft alles Wunschdenken, wie »es darf doch nicht wahr sein« nichts.

- Nach Ersatzzielen Ausschau halten

An nichts kleben bleiben. Wenn Ihre Maximalwünsche nicht gleich erfüllbar sind, so gibt es doch auch andere Ziele, die auch erstrebenswert und eher erreichbar sind.

- Erfolge genießen

Seien Sie stolz auf sich, wenn Sie etwas erreicht haben. Sagen Sie nicht: »Ich habe einfach Glück gehabt.« Nehmen Sie sich Zeit, um das Erreichte zu genießen, und stürzen Sie sich nicht gleich in die nächste Unternehmung.

- Misserfolge akzeptieren

Nehmen Sie die Lage, die entstanden ist, zur Kenntnis. Sie mag bedauerlich sein, aber sie ist nichtsdestoweniger so wie sie ist. Keine Realitätsverleugnung, keine Verdrängung. Auch aus Misserfolgen können Sie eine ganze Menge lernen.

- Misserfolge nicht gegen sich selber wenden

Fallen Sie sich nicht gleich in den Rücken. Sie haben es versucht und werden das nächste Mal energischer und geschickter vorgehen. Keine Selbstzerfleischung.

- Verzichten können

Der bewusste Verzicht ist eine der höchsten Leistungen, zu denen der Mensch fähig ist. Er erkennt die Wirklichkeit an und damit seine Grenzen. Daran ist überhaupt nichts Erniedrigendes.

▶ Und nun können Sie anfangen, eigene Probleme zu analysieren. **Kurze Beschreibung**

Ausgangslage ....

....

Zielzustand ....

....

Hindernisse

innere ....

....

äußere ....

....

Geplante Vorgehensweise ....

....

Eventuelle Hilfen ....

....

Ergebnisse ....

....

Schlussfolgerungen ....

....

Neue Vorgehensweise ....

....

Elfter Schritt: Umgang mit anderen Menschen

Ausgangslage: Wenn Sie sich in Schwierigkeiten befinden, so können Sie die Menschen um Sie herum grob in sechs Kategorien einteilen. Daran ist nichts Menschenverachtendes, und Sie treten niemandem zu nahe. Aber in schweren Zeiten müssen Sie Ordnung schaffen, in Ihrem Kopf und draußen. Sie sollten darauf achten, dass Sie nicht Ihre Kräfte auf »Nebenkriegsschauplätzen« vergeuden. Dazu ist es notwendig, dass Sie sich selber klare Richtlinien geben, auch im Umgang mit anderen.

Die sechs Arten von Menschen, mit denen Sie es zu tun haben, nenne ich: Zuschauer, Menschen mit hohem Ermüdungswert, Krisenmanager, echte Helfer, Täter und schließlich die, die Ihre Hilfe brauchen.

Die Zuschauer

Damit meine ich irgendwelche Menschen, mit denen Sie gelegentlich zu tun haben, die aber nicht sehr wichtig für Sie sind, und für die Sie auch keine große Bedeutung haben. Arbeitskollegen, entfernte Bekannte, Hausnachbarn oder die Cousine, die Ihnen zweimal im Jahr über den Weg läuft. Normalerweise spielen sie für Sie keine große Rolle und Ihre Beziehung zu ihnen ist eher indifferent. In schwierigen Zeiten aber besteht die Gefahr, dass Sie anfangen sich ständig zu fragen: Könnte die oder der merken, dass es mir nicht gut geht? Was könnten die oder der denken? Vielleicht so etwas wie: Die ist verlassen worden, sie schafft ihren Job nicht mehr, sie kriegt ihr Leben nicht mehr auf die Reihe, und dergleichen mehr.

▶ Hier sollten Sie sich selbst Einhalt gebieten und sagen: Ich habe keine Zeit, mir ständig den Kopf darüber zu zerbrechen, was Hinz und Kunzin denken oder meinen könnten. Ich habe mich mit Wichtigerem zu beschäftigen. Ich habe keine Lust, für andere eine Show abzuziehen. Die sollen ihr Zeug tun und mich in Ruhe lassen.

Menschen mit hohem Ermüdungswert

Ich habe Sie schon vor ihnen gewarnt (s. Seite 92). Sie kosten zu viel Kraft und bringen zu wenig ein.

▶ Gehen Sie ihnen aus dem Weg, wo Sie nur können, oder reduzieren Sie die Kontakte auf ein Minimum. Das wird Sie sehr erleichtern.

▶ Krisenmanager

Vielleicht kennen Sie Menschen, die immer so auftreten, als hätten sie die Klugheit mit Löffeln gefressen und die Lebenserfahrung von hundertjährigen Weisen. Sie stürzen sich geradezu auf die Probleme anderer und strahlen eine Sicherheit aus, die einen am Anfang meinen lässt, dass sie einem echt helfen werden – aber dann kommt die bittere Enttäuschung. Die gute Freundin, der man sein Leid klagt, missbraucht die Situation, um sich selber zu profilieren und sich selber in den Vordergrund zu stellen. Nach 40 Sekunden geht es überhaupt nicht mehr um Sie und Ihre Probleme, sondern um die unendlichen Talente dieser Dame, die ihr bei der und der Gelegenheit zu Triumphen verholfen haben. Sie erfahren, welche großen Menschen sie schon beeindruckt hat, wie sie ihrem Mann zu einer Riesenkarriere verholfen hat, und dass sie schon zweimal bayerische Meisterin im Schweinehaxen-Braten war – und Sie werden schließlich erschöpft zurückgelassen, weil sie gleich zu neuen Taten aufbrechen muss.

Oder jemand verspricht Ihnen Anteilnahme und Hilfe, und er verschwindet unter irgendeinem Vorwand, wenn Sie sein Angebot annehmen wollen. Sie merken, dahinter steckte nichts als leere Luft. Er dachte nicht daran, sich wirklich für jemand zu engagieren. Ein Angeber in Sachen Menschlichkeit, mit einem Wort.

Oder der andere, der so klug tat, erzählt nur Unsinn und platte Dummheiten, wenn Sie seinen Rat wollen. Sie werden mit ein paar Lebensweisheiten und forschen Sprüchen abgefertigt, oder er rät Ihnen genau das Falsche, wie Sie sofort merken. Hinter dem steht meistens das Bedürfnis nach Selbstdarstellung von Menschen, die sich meist nur auf die Art profilieren können.

Echte Helfer/Der Coach

Sie erleben sie an der Art, wie sie mit Ihnen umgehen. Die wichtigsten Merkmale ihres Verhaltens sind:

- Sie hören Ihnen zu und zeigen Interesse an Ihren Problemen.
- Sie unterstützen Sie dabei durch gezielte Fragen.
- Sie reden nicht ständig über sich selber, sondern bleiben bei Ihren Themen.
- Sie können sich gut in Ihre Lage versetzen und zeigen echtes Mitgefühl.
- Sie geben Ihnen zwar Ratschläge, aber immer so, dass sie sie als Möglichkeit zur Diskussion stellen und sie Ihnen nicht aufdrängen.
- Sie appellieren nicht ständig daran, Sie sollten sich doch zusammenreißen.
- Sie ermutigen Sie, auf Ihrem Weg fortzufahren.
- Nach einem Gespräch mit ihnen fühlen Sie sich in der Regel besser und erleichtert.

Echte hilfreiche Personen strahlen eine Wärme im Umgang mit Ihnen aus, die aber nicht von Ihnen Besitz ergreift. Sie heben Ihr Selbstwertgefühl, und Sie spüren dabei, dass Sie nicht allein sind und jemanden an Ihrer Seite haben, dem Sie vertrauen können.

▶ Kennen Sie einen solchen Menschen in Ihrer näheren Umgebung, sollten Sie ihn zu Ihrem Coach machen.

▶ Täter

Täter sind solche Personen, die in Ihren Augen ursächlich mit Ihren aktuellen Schwierigkeiten verbunden sind: Der Partner, von dem Sie sich ungerecht behandelt fühlen oder der Sie verlassen hat, die Mutter, von der Sie sich tyrannisiert und erpresst fühlen, der Chef oder die Kollegen, die Sie immer mehr in die Enge treiben. Ich kenne Ihre persönlichen Probleme nicht genau, und kann daher nur ein paar allgemeine Bemerkungen machen.

Die erste betrifft eine der am besten abgesicherten Tatsachen, die die Psychologie zu bieten hat. Menschen verändern sich nicht von einem Tag zum andern, einfach so, ohne dass wesentlich auf sie eingewirkt wurde oder ohne dass ihre Situation sich ganz stark verändert hätte. Das gilt auch für ihr Verhalten, z. B. Ihnen gegenüber. Wenn Sie also vorhersagen wollen, wie jemand sich in der Zukunft verhalten wird, weil Sie Konsequenzen daraus ziehen müssen, so ist der beste Anhaltspunkt dafür folgender. Sie fragen sich: Wie hat dieselbe Person sich in der Vergangenheit in einer ähnlichen Situation verhalten. In den meisten Fällen wird sein zukünftiges Verhalten dem ganz ähnlich sein.

Eine zweite Bemerkung betrifft die Möglichkeiten, die Sie haben, um auf andere Menschen einzuwirken, d. h. letztlich sie zu verändern. Gleich vorweg, etwas, was Sie vielleicht überraschen oder enttäuschen wird: Wenn Sie bloß mit jemandem reden, d. h. ihn überzeugen wollen, an seinen guten Willen appellieren oder an seinen Anstand, wenn Sie Argumente für Ihren Standpunkt liefern und die seinen entkräften wollen – dadurch allein passiert in der Regel sehr wenig. Auch wenn der andere auf den ersten Blick »bekehrt« zu sein scheint, vor Einsicht nur so strotzt und große Versprechungen macht – daraus folgen meist keine entscheidenden Taten.

▶ Am sichersten können Sie jemand zu einem anderen Verhalten bewegen, wenn Sie ihm Ihre Konsequenzen klar machen. Wenn Sie ihm sagen: »Ab heute gilt: Jedes Mal, wenn du wieder anfängst zu nörgeln, so verlasse ich augenblicklich den Raum.« Oder wenn Sie ihm sagen: »Wenn du mir bei der Sache hilfst, dann tue ich das für dich.« Oder wenn Sie ihm sagen: »Wenn es noch ein einziges Mal vorkommt, ziehe ich auf der Stelle aus.« Nur dadurch, dass wir genau den »Preis« kennen, den ein Verhalten für uns hat, werden wir in die Lage versetzt, uns so umzustellen, dass wir uns wirklich verändern können. Sie müssen dann auch allerdings so handeln, wie Sie es angekündigt haben, sonst passiert wiederum – gar nichts. Das alles hat nichts mit Erpressung zu tun, sondern mit den Gesetzmäßigkeiten eines geregelten zwischenmenschlichen Zusammenlebens.

Eine letzte Bemerkung betrifft die Ausdauer, die Sie haben sollten, wenn Sie einen bleibenden Einfluss auf jemanden ausüben wollen. Menschen stellen nicht, wie gesagt, ihr Denken und ihr Verhalten von einem Tag zum andern um. Wenn Sie auf jemanden in einer bestimmten Richtung einwirken wollen, so brauchen Sie dazu einen langen Atem und eine große Konsequenz in Ihrer Vorgehensweise. Verlieren Sie nicht die Geduld, werfen Sie dem anderen nicht gleich schlechten Willen vor oder sich selber Unfähigkeit. Psychologie braucht oft etwas Zeit, aber sie funktioniert.

Menschen, die Ihre Hilfe brauchen

Der große Psychotherapeut Alfred Adler wurde eines Tages von einer Dame aufgesucht, der es sehr schlecht ging. Alles bei ihr drehte sich um ihre Sorgen, und sie war sehr niedergeschlagen. Ob es nicht etwas gäbe, das ihr auf der Stelle helfen würde, fragte sie. Er erwiderte: Doch, das gibt es. Aber nur eine einzige Sache funktioniert so. Ich warne Sie, es ist nicht einfach. Was es dann wäre? Adler sagte: Suchen Sie sich auf der Stelle jemanden, dem es noch schlechter geht und kümmern sich nur noch um ihn. Dann geht es Ihnen auf der Stelle viel besser.

Wer braucht Ihre Hilfe im Moment? Worauf warten Sie?

....

Meine Schlussfolgerungen:

....

Zwölfter Schritt: Arbeit am Ideal

Ausgangslage: Um es mit Begriffen Maslows auszudrücken: Es gibt im menschlichen Leben zwei Arten von Triebfedern, die für Bewegung sorgen. Es sind dies die Motive des Mangels und die Motive des Wachsens.

Bei Motiven des Mangels streben wir nach der Lösung einer Spannung und nach der Wiederherstellung eines Gleichgewichts. Beide Ziele stehen zwangsläufig bei der Bewältigung einer Krise erst einmal im Vordergrund.

Motive des Wachsens zeigen über die unmittelbaren Tagesprobleme hinaus. Wir denken dabei an den Einfluss, den Ideale auf unsere lebenslange Persönlichkeitsentwicklung haben. Es geht dabei um Ziele auf weite Sicht, um Werte und um die bestmögliche Art, das Leben zu gestalten.

Zum Schluss unserer kleinen gemeinsamen Reise möchte ich ein wenig bei diesem Thema verweilen.

Die gesunde Persönlichkeit

Der amerikanische Persönlichkeitsforscher Gordon W. Allport hat sich ein Leben lang mit der Frage beschäftigt, was die wichtigsten Züge einer reifen und starken Persönlichkeit seien. Er hat schließlich sechs Charakterzüge aufgestellt, die ihm für dieses Ideal besonders typisch erschienen. Es handelt sich dabei um Eigenschaften, die niemand mit letzter Perfektion ganz verkörpert. Sie geben vielmehr Richtungen an, in die wir uns im günstigsten Fall weiterentwickeln können.

- Ich-Erweiterung: Nicht nur das eigene Ich und dessen Sicherheit sind wichtig, sondern die Person vermag sich auch mit anderen, mit Gruppen, mit Ideen zu identifizieren oder zu solidarisieren. Die Beteiligung am Leben wird immer größer und tiefer, weit ab von einem kleinkarierten Rückzug auf den unmittelbaren eigenen Vorteil.

- Liebesfähigkeit: Jemand vermag zu einigen Bezugspersonen immer intensivere und von emotionaler Wärme geprägte Beziehungen einzugehen. Es besteht die Fähigkeit zum Mitgefühl bis hin zum Mitleid. Es besteht nicht nur der Wunsch, Zuwendung und Liebe zu bekommen, sondern auch zu geben.

- Emotionale Selbstakzeptanz: Die Person fällt sich nicht bei jeder Gelegenheit in den Rücken. Sie ist in der Lage, sich selber zu vergeben, wenn etwas nicht optimal läuft. Sie versucht verständnisvoll sich selber auch dann zu stützen, wenn sie mit ihren eigenen Normen in Konflikt gerät.

- Realismus in der Wirklichkeitserfassung und Arbeitsfähigkeit: Die Wirklichkeit wird weder abgewertet noch idealisiert. Die Sicht darauf ist differenziert und nicht ideologisch verzerrt. Die Person ist in der Lage für ihre Ziele zu arbeiten, d. h. Mühe und Anstrengung zu investieren. Sie kann ein gewisses Ausmaß an Frustrationen ertragen, ohne gleich ganz zusammenzubrechen oder wüste Hasstiraden gegen die Welt loszulassen.

- Gute Selbsteinschätzung und Humor: Die Person ist in der Lage sich selber einigermaßen objektiv einzuschätzen und sich dabei nicht größer, aber auch nicht kleiner zu machen, als sie ist. Humor ist möglich anderen und sich selber gegenüber, aber nicht in der Absicht, alles zu zerstören. Er basiert auf der Einsicht, dass Menschen unvollkommen sind, und die Dinge des Lebens sich manchmal unfreiwillig komisch darstellen.

- Erkennen eines Lebenszusammenhangs: Das Gefühl, dass nicht alles sinnlos ist und nichts zu bedeuten hat. Die Person lebt in einem einigermaßen sinnvollen Zusammenhang zu der sie umgebenden Welt. Es gibt Ziele im Leben, die einem Struktur und Halt verleihen.

Das sind schöne Ziele, und es lohnt sich, sich dabei anzustrengen. Doch zurück zur aktuellen Wirklichkeit.

Wenn Menschen Schwierigkeiten haben und noch mittendrin stecken, so müssen sie neu überlegen, andere Wege finden, sich vielleicht Hilfe holen, – und es weiter versuchen.

Wenn Menschen Schwierigkeiten haben und aus dem Gröbsten herausgekommen sind, so haben sie vielleicht einen schmerzlichen Verlust erleiden müssen, und es ist nicht mehr so, wie es war. Aber so wie es jetzt ist, kann es auch gut werden. Und es geht weiter, immer weiter. Man soll sich einmal sagen dürfen: Ich habe mich bemüht.

Literaturverzeichnis

Filipp, S.-H.: Kritische Lebensereignisse. PVU Weinheim, 1995

Frick, W.B.: Personality Theories. Teachers College Press New York, 1991

Hoffmann, N.: Zwänge und Depressionen. Springer Heidelberg, 1998

Hoffmann, N.: Zwangshandlungen. Kreuz Zürich, 1999

Hoffmann, N.: Wie man wird, was man schon immer sein wollte. Kreuz Zürich, 2000

Hoffmann, N. und Schauenburg, H. (Hrsg.): Psychotherapie der Depression. Thieme Stuttgart, 2000

Maslow, A.H.: Motivation und Persönlichkeit. Rowohlt Reinbek, 1981

Meichenbaum, D.W.: Kognitive Verhaltensmodifikation. Urban und Schwarzenberg München, 1979

Strohschneider, S. und von der Weth, R. (Hrsg.): Ja, mach nur einen Plan. Hans Huber Bern, 1993

Buchtipp für Sie!

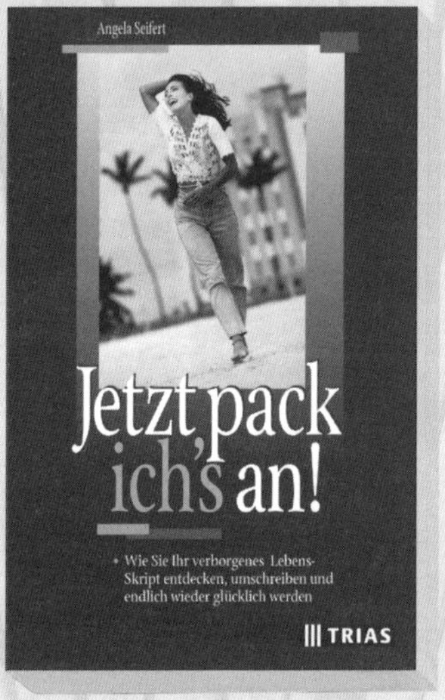

272 S., kart.
DM 29,90 / SFr 29,10 / ÖS 218,–
ISBN 3-89373-771-5

Leben, wie Sie es sich wünschen

Denken Sie oft: Das habe ich mir irgendwie anders vorgestellt? Oder: Mein Leben läuft nicht so, wie ich es mir wünsche? Dann bietet Ihnen dieses Buch eine echte Chance, Ihr Leben nach Ihren Vorstellungen zu verändern.

Hier erfahren Sie, welche Faktoren Ihren Lebensplan, Ihr Lebens-Skript ausmachen. Erstaunlich: Viele Komponenten eines Lebens-Skripts sind unbewusst und fremd bestimmt. Und dennoch richten Sie Ihr Leben danach aus.

Spüren Sie jetzt Ihr persönliches Lebens-Skript auf. Und entscheiden Sie selbst, was Ihnen darin nicht gefällt und was Sie ändern möchten.

TRIAS